DU

CATARRHE UTÉRIN,

OU

DES FLUEURS-BLANCHES.

DU
CATARRHE UTÉRIN,

OU

DES FLUEURS-BLANCHES,

PAR J. B. BLATIN,

Médecin à Clermont-Ferrand, département du Puy-de-Dôme.

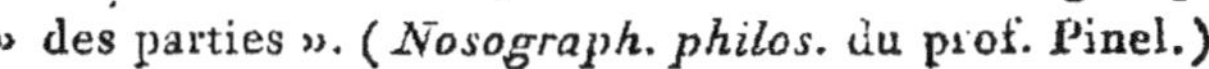

« Veut-on établir une barrière éternelle entre l'aveugle
» empirisme et l'exercice éclairé de la médecine? il
» faut prendre pour fondement des observations exactes
» et rigoureuses, ou bien des connoissances précises,
» soit de l'anatomie, soit des fonctions organiques
» des parties ». (*Nosograph. philos.* du prof. *Pinel.*)

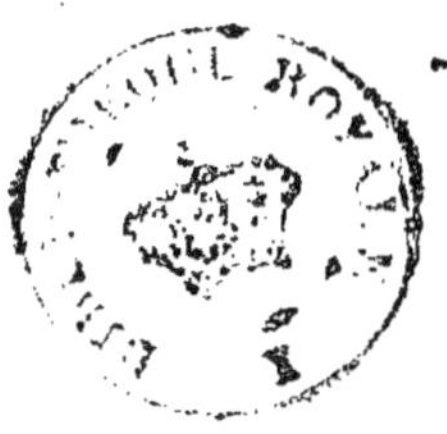

PARIS,

BAUDOUIN, Imprimeur du Tribunat et du Corps
législatif, rue de Grenelle St.-G., n°. 1131.

VENDÉMIAIRE AN X.

Cet ouvrage est mis sous la sauvegarde de la loi.
Tous les exemplaires sont signés par l'Imprimeur.

Déposé à la Bibliothèque nationale.

A L'AUTEUR

DU SYSTÈME

DES

CONNOISSANCES CHIMIQUES,

A. F. FOURCROY.

PLACER à la tête de mon premier essai un nom célèbre que s'approprient l'Institut national et le Conseil d'État, dont s'enorgueillit l'enseignement public, que se disputent les Sociétés savantes nationales et étrangères, c'est présenter un grand appui à ma foiblesse, un grand modèle à mon émulation, de grands bienfaits à ma reconnoissance.

Daignez agréer cet hommage qui m'honore : c'est un tribut que je dois à vos leçons et à l'intérêt que vous portez à ma patrie (1).

____

(1) Clermont-Ferrand, département du Puy-de-Dôme.

INTRODUCTION.

L E but ordinaire des introductions est de préparer le lecteur à bien saisir les développemens de la matière qu'on lui présente, de le disposer sur-tout favorablement, en faisant briller à ses yeux les nuances d'un style fleuri et harmonieux. Le sujet que je traite prête peu à ces phrases élégantes dont la tournure plaît à l'oreille et ne laisse rien à l'esprit. Mon introduction ne différera donc nullement de la modeste simplicité d'un premier essai qui réclame l'indulgence; elle n'aura d'autre but que celui de tracer rapidement la marche que j'ai suivie, en l'examinant sous plusieurs rapports.

A mesure que quelque partie d'une science présente des points de vue susceptibles d'être éclairés, on doit s'empresser de les saisir et d'en enchaîner les faits pour en tirer des conséquences.

Les *catarrhes utérins* ou *flueurs-blanches* m'ont paru susceptibles d'une grande perfection, en appliquant à leur histoire les connoissances que nous devons aux recherches précieuses du citoyen Bichat sur les membranes muqueuses, et en éclairant ces maladies du flambeau des sciences naturelles, *l'analyse*. C'est à l'aide de ce double faisceau de lumières que j'ai osé pénétrer dans une carrière où plus de cinq cents auteurs avant moi se sont égarés. Mon entreprise paroîtra téméraire, si je n'ai pas mieux réussi que ceux qui m'ont précédé.

Il m'eût été facile de répéter, comme on l'a fait jusqu'ici, sans choix, tout ce qui a été dit sur les flueurs-blanches, de flotter dans la mer immense des systèmes, des probabilités, des erreurs, et de faire ainsi une espèce de roman : mais j'ai senti combien cette marche étoit défectueuse; j'ai reconnu les obstacles qu'elle avoit apportés aux progrès de la médecine dans cette partie, plus peut-être que dans les autres. J'ai vu, avec une espèce d'étonnement, que depuis Galien on trouvoit à peine deux ou trois écrivains qui eussent osé secouer le joug de l'autorité d'un grand nom, et douter d'assertions sans preuves.

On s'est attaché à commenter longuement quelques sentences laconiques, à disserter avec érudition sur les possibles, à établir des divisions scolastiques, à formuler; mais on a négligé les faits : les altérations humorales, presque toujours inappréciables, ont sur-tout été le vaste théâtre des discussions.

J'ai suivi une autre marche, et les immortels livres des *Épidémiques* d'Hippocrate m'ont indiqué la route qu'il falloit tenir. L'oracle de Cos ne s'éleva à des vérités générales qu'après avoir recueilli un grand nombre d'histoires. Conduit par une sagacité profonde et par la voie de l'analyse, dont la négligence pendant plus de deux mille ans semble avoir fait une science propre au dix-huitième siècle, Hippocrate s'éleva à des sentences sublimes que l'observation confirme dans tous les temps et dans tous les lieux. J'ai recueilli beaucoup d'histoires sur la maladie que je traite, soit dans les auteurs, soit auprès des malades. Ces dernières, qui me sont propres, sont assez nombreuses, et m'eussent été d'un grand secours dans la composition de cet opuscule, mais je n'en ai usé qu'avec réserve, dans la crainte de paroître les faire fléchir à ma manière de voir. Pour éviter cet écueil, dans lequel on est entraîné par un penchant irrésistible, j'ai préféré prendre au hasard en quelque façon, et sans les considérer sous aucun rapport particulier, les observations consignées dans les bibliothèques, sur-tout dans les recueils où elles sont réunies sans but déterminé. Procédant ensuite par voie d'analyse, j'ai retiré de chaque fait les preuves de ce que j'avance; je n'ai conservé que trois des obser-vations qui me sont propres, et je les ai placées les dernières dans le recueil d'observations ran-gées suivant l'ordre alphabétique des auteurs. « Pour s'instruire des faits, dit Hippocrate (1), » il faut le jugement le plus sain..... rapporter » les observations particulières à des principes » généraux; c'est là la voie démonstrative, le » moyen d'éviter la surprise..... Il faut donc en » général (2) s'attacher à des faits, partir de là » pour généraliser les principes de notre art, ne » les jamais perdre de vue, si l'on veut que la » médecine devienne facile à exercer, et ne pas » s'exposer à y commettre des fautes. »

J'ai divisé cet ouvrage en quinze chapitres et en un recueil d'observations.

Dans le premier, j'examine les différentes déno-minations par lesquelles on a désigné la même maladie; j'en fais sentir le vice, ce qui me conduit à la nécessité d'en adopter une nouvelle, fondée sur la nature même de la leucorrhée, sur son siége, sur son analogie avec les maladies nom-mées *catarrhes*.

---

(1) *De decenti habitu*, p. 25.
(2) *Præcepta*, p. 28.

Le second donne une histoire concise des membranes muqueuses, de la structure, des usages, des sympathies et des affections de ces organes.

Le troisième trace les symptômes des catarrhes utérins, les propriétés physiques et chimiques de l'écoulement, et fait voir les rapports des fréquences des catarrhes utérins avec les différens âges et l'état de mariage et de célibat.

Le quatrième est relatif au siége de la maladie; j'y réunis les opinions des auteurs à ce sujet, et je présente les moyens de le déterminer par l'usage des sens, des symptômes et des ouvertures cadavériques.

Le cinquième expose, par l'ouverture des cadavres, les états pathologiques de l'organe utérin affecté de catarrhe.

Le sixième traite des causes. J'examine les opinions des anciens médecins et des chimistes anciens sur les causes prochaines; je propose un moyen plus sûr que ceux employés jusqu'ici dans la recherche de ces causes, et je parcours les causes disposantes et déterminantes.

Le septième fait voir les différentes terminaisons du catarrhe utérin par la santé, par d'autres maladies, ou par la mort.

Le huitième présente les affections locales **ou** générales dépendantes des catarrhes utérins.

Le neuvième indique les différentes causes de suppressions des leucorrhées, et déploie le tableau effrayant des maladies qui leur succèdent.

Le dixième renferme les différentes divisions des catarrhes utérins en espèces, admises par les anciens et les modernes ; il en fait voir les défauts, et offre un tableau synoptique du genre *catarrhe utérin.*

Le onzième parcourt les complications locales, générales, et les affections de quelques systèmes.

Le douzième établit le diagnostic relativement aux catarrhes utérins et à d'autres maladies, et relativement aux espèces entre elles ; on y trouve les opinions proposées par les auteurs pour distinguer l'espèce *syphilitique* des autres écoulemens ; j'en fais voir la futilité, et la nécessité de remonter aux circonstances antécédentes et aux causes occasionnelles.

Le treizième établit le pronostic des catarrhes utérins suivant les espèces, la simplicité ou les complications, la quantité et l'ancienneté des écoulemens, et différentes circonstances.

Le quatorzième a pour but les indications divisées en particulières et en générales. Je fonde les premières sur l'état de l'uterus, sur les symptômes, les causes, les suppressions et les terminaisons ; les secondes forment les indications générales contenues en dix règles ou principes de traitement. Dans ce chapitre je donne les moyens de remplir ces indications; ce que j'appelle traitement rationnel.

Le quinzième est le traitement empirique; j'en ai beaucoup resserré les limites, en ne parlant que de quelques substances qui ont eu de la réputation, et en ne les présentant qu'avec la défiance que méritent des médicamens inertes, ou dont les propriétés paroissent avoir été exagérées.

Enfin je donne un recueil d'observations où se trouvent les bases ou preuves de ce que j'avance. La lecture isolée de ce recueil est d'un foible intérêt, parce qu'en général il y en a peu de bien faites; mais ceci importe peu pour l'ensemble de mon ouvrage, puisque j'ai dû prendre les observations au hasard et sans but déterminé : pour compléter l'histoire du catarrhe utérin, j'ai dû alors suppléer à la bonté des observations par leur nombre, afin de multiplier les faits, ce qui revient au même pour le lecteur ; ce qui m'a offert plus de difficultés dans mes recherches.

Outre les cinquante-trois observations qui composent le recueil, on en trouve un beaucoup plus grand nombre dans l'ordre des matières : j'y renvoie fréquemment. Les numéros suivis des lettres initiales (*Rec.*) indiquent les observations du recueil; les autres numéros indiquent les observations placées dans le corps de l'ouvrage, et désignées par des numéros.

Offrant au public les premiers résultats de mes travaux, j'ai cherché à conserver de l'uniformité dans la diction, à éviter cet appareil d'élocution qui ne convient point à un sujet de médecine. Je me suis attaché à présenter mes idées avec ordre, clarté et précision, pour qu'elles pussent être mieux saisies ; à préciser les expressions auxquelles on n'attache point d'idées fixes : *Nominum disquisitio est doctrinæ principium* (1).

La lecture de presque tout ce qui a été écrit sur les leucorrhées, a donné lieu de mettre de l'érudition dans cet ouvrage, et de présenter en raccourci tout ce que les auteurs ont écrit de mieux sur cette matière.

J'ai été avare d'éloges : les auteurs qui ont écrit sur les flueurs - blanches en fournissent de rares occasions.

Ma critique est sans fiel ; les erreurs qui y ont fourni matière font partie du tableau nécrologique dans lequel viennent se placer les ouvrages à mesure que les sciences se perfectionnent. *Errare humanum est* (2).

Fidèle au plan que je m'étois tracé, j'ai écarté

____

(1) Epictetus, t. I, cap. 17.
(2) Térence.

les théories, laissant les subtilités des explications à ceux que l'imagination dispense de connoissances solides.

En rapportant les opinions des auteurs dans plusieurs circonstances, je les ai présentées moins comme le résultat des faits que comme de simples conjectures qu'il falloit vérifier. Dans les sciences d'observation, les opinions importent peu; aussi y ai-je ajouté peu de confiance.

Enfin, en entreprenant d'écrire sur une matière que je suis bien loin sans doute de porter aux dernières limites de la perfection, j'ai moins cherché à dire du nouveau qu'à donner une histoire soignée du *catarrhe utérin*, quoique sous plusieurs rapports j'eusse pu dire avec Galilée: *È subjectu vetustissimo, novissimam procreamus scientiam.*

Quoique cette idée, qui sert d'épigraphe au *Traité des fleurs blanches* de Raulin, fût peu applicable à son ouvrage, je ne la lui disputerai pas : elle me seroit sans doute bientôt arrachée dans un siècle où les sciences marchent avec rapidité vers leur perfectionnement; mais je disputerai à Cornelius Celsus les modestes expressions qui terminent son ouvrage; elles conviennent au mien.

> *Quæ præter esse non puto,*
> *Quod tiro quis non corrigat,*

Vel doctiorem postulet.
Meus labor si non placet,
Amice, fac quid cultius.

On verra le plan de mon ouvrage dans le tableau suivant.

La table alphabétique des auteurs cités et celle des observations termineront l'ouvrage.

TABLE

TABLE ANALYTIQUE

DES MATIÈRES.

b iij

DU

DU
CATARRHE UTÉRIN,
OU
DES FLUEURS-BLANCHES.

———————

CHAPITRE PREMIER.

Dénominations.

S'IL est vrai, comme l'a dit Condillac, que la perfection des nomenclatures annonce celle des sciences, l'histoire des catarrhes utérins est sans doute la partie la plus reculée de la médecine ; car il n'est point de maladie que l'on ait désignée par autant de noms différens, et sur laquelle les auteurs aient montré moins de philosophie : en général, ces noms ne donnent que des idées fausses, comme on peut s'en convaincre en les examinant sans prévention.

Les uns désignent, 1°. seulement l'existence d'un écoulement qui arrive aux femmes par la vulve : tels sont ceux de *fluxus* ou *fluor muliebris* (1) ; *profluvium mulie-bre* (2) ; *cursus matricis* (3) ; *fluxus matricis* (4) ; *destillatio uteri* (5) : 2º. la couleur de l'écoulement, tels sont ceux de *fluxio-alba* (6) ; *leucorrhœa* (7) ; *flueurs*, du verbe *fluere*, couler, ou par corruption *fleurs-blanches*, *pertes blanches* : 3º. sa périodicité, tel que καταμήνιον-λευκός (8) ; *menses albi* (9) ; *menstrua alba* (10) ; *menorrhagia alba* (11) : 4º. sa nature, tel que *fluor muliebris non gallicus* (12) ; *gonorrhœa benigna*, *notha*, *inveterata* (13) ; *blennorrhagie*, *blennorrhée* (14) : 5º. ses avantages, tel que *superfluitas alba* (15) ; *purgatio muliebris alba* (16) ; *alba purgamenta* (17) ; *cachexia uterina* (18).

Les autres assimilent l'écoulement diversement coloré qui se fait par la vulve, aux catarrhes, aux rhumes

---

(1) Hippoc. *De morb. muliéb.* et *De naturâ muliebri.*
(2) Galien, *De præcogniti. ad posthumum.*
(3) Avicenne.
(4) Erotus *ou* Trotula, *De passionibus mulierum*, cap. 23.
(5) Lælius à Fonte, *De morb. mulier.*
(6) Arétée, *De signis morbor. diuturnor.*
(7) Truka, *Hist. leucorrh.*
(8) Aristoteles, *Hist. anim.* lib. VII.
(9) J. Sylvius, *De mensib. mulier. et hominis generati.*
(10) Sennert, *De morb. mulier.*
(11) Cullen, *Synops. methodicus.*
(12) Pitcarn, *Elementa medici.*
(13) Astruc, *Maladies des femmes*, et *De morb. venereis.*
(14) Swediaur, *Maladies vénériennes.*
(15) Arétée, *De signis morbor. diuturnor.*
(16) Plinius, *De medicinâ.*
(17) Ludov. mercatus, *Gynæciorum.*
(18) Hoffman.

(3)

des autres parties : telles sont les expressions de *rheuma
uteri*, *uteri coryza*, *uteri rheumatismus* ou *rheumata*, employées par Galien (1), Dolæus (2), Valentinus (3),
Gualt. Charleton (4), Schneider (5), Baillou (6) et Morgagni (7).

Ces auteurs me semblent avoir bien désigné la nature
de la maladie par la dénomination qu'ils lui donnent;
par-là ils éloignent une foule d'expressions vagues qui
ne portent que sur des fondemens très-variables, tels que
la couleur, la nature, la périodicité, les avantages de
l'écoulement, et qui supposent que ces propriétés sont
constantes. Cette synonymie est donc vicieuse ; d'ailleurs
l'écoulement n'est ici qu'un des symptômes de la maladie. Or si l'on multiplioit les dénominations des maladies autant qu'elles offrent de phénomènes, elles en
exigeroient de nouvelles, à mesure qu'on y découvriroit
de nouveaux rapports. Pour faire disparoître le vague
des dénominations en médecine, je ne vois qu'un moyen :
c'est de les établir, non sur des symptômes variables

------

(1) Galien, *De sympto. causis.*
(2) *Encyclopedia medica.*
(3) *De morb. mulier.*
(4) *Inquisitiones medico-physicæ de causis catamæniorum et uteri
rheumatismo.*
(5) *De catarrhis*
(6) *Consilia medica.*
(7) *De sedibus et causis morborum.*

Nota. Beaucoup de ces dénominations sont synonymes, et c'est comme
telles que je les place ici, afin qu'on ne soit pas embarrassé de faire
des recherches dans les auteurs qui, sous des noms différens, traitent
la même maladie.

et qui sont l'effet de la maladie, mais sur l'affection des systèmes

Ainsi, sans avoir égard à la variété des nuances de l'écoulement, à sa nature, etc. mais bien au siége et à la nature de l'affection, je substituerai à toutes les dénominations employées jusqu'ici celle de *catarrhe génital*, terme générique qui dans l'homme prendra le nom de *catarrhe urétral*, et dans la femme celui de *catarrhe utérin* (1); expressions qui indiquent le siége de la maladie, d'une part, et sa nature, de l'autre. Ces affections des deux sexes se rapprochent par leur nature intime; mais elles s'éloignent assez par des différences résultantes de l'organisation particulière des parties, pour faire l'objet de deux dissertations. Je me bornerai donc à parler du *catarrhe utérin* (2).

En admettant l'expression de *catarrhe*, je dois motiver les raisons positives de cette adoption, ayant déja trouvé les raisons négatives dans l'instabilité des phénomènes sur lesquels étoient fondées les dénominations reçues jusqu'ici. Ces raisons positives se déduisent, 1°. de l'organisation et des fonctions des membranes muqueuses; 2°. des phénomènes généraux que leur état pathologique présente; 3°. du siége de la maladie (objets des paragraphes suivans).

---

(1) Le mot utérin n'indique pas que le catarrhe soit dans l'uterus seul, mais dans l'organe utérin; ce qui comprend le vagin, le col, le corps, les trompes de l'uterus.

(2) Les mots de leucorrhée, fluers-blanches, seront quelquefois employés comme synonymes, pour éviter les répétitions, malgré les motifs de proscription qui les font rejeter.

CHAPITRE II.

Organisation des membranes muqueuses.

§. I.

Histoire de leur découverte.

Jusqu'a la fin du dix-huitième siècle, les anatomistes n'avoient jamais examiné les membranes isolément; ils ne paroissent pas même les avoir regardées comme des organes particuliers, puisqu'ils en associoient l'histoire à celles des parties qui en sont revêtues.

Il étoit réservé aux modernes, éclairés du flambeau de l'analyse, de tracer les caractères essentiels et distinctifs de cet ordre d'organes que l'on trouve épars dans les diverses cavités et régions du corps, de déterminer leurs analogies et leurs différences de structure, de sympathie, de fonctions et d'affections; enfin, de classer ces organes, non d'après leurs rapports de position, ce qui importe peu à la science, mais d'après ceux de leur analogie intime, quelque région du corps qu'elles occupent.

Ce fut vers la fin du dix-huitième siècle, qu'un médecin célèbre, portant un coup d'œil philosophique dans l'étude de son art, pressentit ce qui restoit à faire sur l'anatomie des membranes. Quoique cette matière fût très-peu avancée, ses travaux particuliers, la marche analytique et l'observation médicale, le conduisirent à donner une classification des phlegmasies des membranes, que les recherches ultérieures ont en général fortifiée.

Cette classification fit éclore (1), peu de temps après, un des ouvrages qui honorent le plus l'histoire de l'anatomie, le *Traité des membranes*. Son auteur, le citoyen X. Bichat, admet plusieurs espèces de membranes : telles sont les membranes muqueuses, les séreuses, les fibreuses, etc. Je me bornerai à parler ici et à donner une description rapide des membranes muqueuses, qui seules ont un rapport direct avec la partie qui m'occupe.

§. I I.

Leur structure.

Les membranes muqueuses pénètrent par toutes les ouvertures que l'on trouve à la surface du corps ; elles tapissent l'œil, les fosses nasales, la bouche, les trompes d'Eustachi, l'organe auditif interne, les voies aériennes, l'œsophage ; elles parcourent le tube intestinal et les canaux excréteurs qui s'y ouvrent ; les voies urinaires et les organes génitaux en sont revêtus dans toute leur étendue.

______

(1) Le citoyen Pinel, dit X. Bichat (*Traité des membranes*, p. 4), a établi d'après ces principes un judicieux rapprochement entre la structure différente et les différentes affections des membranes. C'est en lisant son ouvrage que l'idée de celui-ci s'est présentée à moi, quoique plusieurs résultats s'y trouvent, comme on le verra, très-différens de ceux qu'il a énoncés.

Par-tout la membrane muqueuse est continue avec la peau, de sorte que la première tapisse intérieurement l'animal, comme la seconde le revêt à l'extérieur. Celle-ci sert d'intermède aux deux surfaces muqueuses qui se déploient, d'une part, sur l'œil, dans les organes alimentaire et respiratoire; de l'autre, dans l'organe utérin et les voies urinaires; elle intercepte les communications de sympathies et d'affections entre ces deux surfaces. On conçoit combien de rapports de fonctions existent entre celles-ci et la surface cutanée.

Il n'est qu'un seul point de contact des membranes muqueuses avec les membranes séreuses, c'est celui qui se fait au moyen de la trompe utérine (*tuba fallopiana*) avec le péritoine, à l'intérieur du pavillon où ces membranes se confondent. On ne connoît point de disposition analogue dans l'homme. Cette particularité n'est pas sans intérêt (1).

Les membranes muqueuses présentent deux surfaces, l'une libre, hérissée de villosités, qui laisse sans cesse transuder un fluide muqueux; l'autre adhérente, correspondant presque par-tout à des muscles dont la tonicité et l'irritabilité favorisent les sécrétions et excrétions. On rencontre presque par-tout où ces membranes reposent sur les muscles, une couche mitoyenne dense, serrée, que les anatomistes anciens ont dit être du tissu cellulaire, mais que des expériences ultérieures ont fait

---

(1) Elle menera peut-être un jour à concevoir la possibilité de ces immenses quantités de flux séro-muqueux (voyez les observ. 74, 75 et 76), et à expliquer quelques-uns des phénomènes de l'hystérie.

reconnoître pour une membrane fibreuse de nature apo-
névrotique, qui donne la forme et la solidité aux organes
creux. En outre, cette couche intermédiaire concourt
avec la surface libre à former les rides que présente la
membrane muqueuse dans quelques endroits : telles sont
celles que l'on trouve dans le vagin, sur-tout sous
l'urètre ; les valvules conniventes, si apparentes sur-tout
dans le colon et le cæcum. Ces rides tiennent à la structure de l'organe, et existent toujours indépendamment
de toute dilatation. Les autres rides que l'on apperçoit,
et qui sont d'autant plus prononcées que l'organe est plus
contracté, dépendent uniquement de cette contraction,
et s'effacent par la dilatation de l'organe.

Par-tout la surface interne des membranes muqueuses
est en contact avec des corps susceptibles de l'irriter, soit
qu'ils proviennent du dehors : tels sont la lumière qui
agit sur la conjonctive, les corps suspendus dans l'atmosphère qui frappent cette partie, et qui sont portés dans
les poumons avec l'air que nous respirons ; les alimens
qui parcourent le canal intestinal ; les agens mécaniques
de la copulation, de l'enfantement : soit que, formés
au-dedans, ils soient destinés à être évacués ; telles sont
les différentes matières des sécrétions, de la salive, des
larmes, des sucs gastriques, de la bile, du suc pan-
créatique, des gaz intestinaux, de l'urine, du flux menstruel, des différens transports métastatiques.

(9)

§. I I I.

Leur composition.

A r t i c l e I.

Épiderme.

Les membranes muqueuses sont composées de trois
couches bien distinctes : l'épiderme, le corps papillaire
et le corion.

La première de ces couches est démontrée seulement
vers les orifices des cavités, et à une certaine profondeur ; mais, à l'intérieur, les expériences n'ont pu en
manifester l'existence, soit qu'elle soit trop adhérente
au corps papillaire, ou qu'en effet elle n'y existe pas.
Cependant les inflammations paroissent lever ce doute.
En effet, on a plusieurs fois observé des lambeaux de
ces membranes détachés et expulsés des intestins, de la
vessie, même de la matrice, comme le prouvent les
faits suivans rapportés par Pomme (1) : La membrane
interne de la vessie, de l'urètre, des intestins, de l'œsophage, de la trachée-artère, de la langue, de mademoi-
selle Authmant s'exfolièrent ; pareille chose arriva au
duodénum de madame de la Corée, de Besançon, et au
marquis de Seysselle en Bugey, qui rendit toute la tunique interne de ses intestins. La comtesse de Belzunce
rendit, avec des selles abondantes, une exfoliation de

---

(1) *Traité des affect. vapor.* in-4°, p. 46, 340, 343, 348 et 35c.

la tunique interne des intestins, d'une aune de longueur. A l'ouverture du cadavre, on vit les intestins enflammés et suppurés en plusieurs points. Une autre dame rendoit aussi de ces exfoliations par la vulve. M. Pomme conservoit plusieurs lambeaux de ces membranes rejetés par différens orifices. Il reste à savoir si ces lambeaux étoient vraiment des portions d'épiderme des membranes muqueuses, ou seulement des concrétions albumineuses membraniformes, comme on en voit dans le croup (angine trachéale). Du reste, la structure des membranes muqueuses est en tout semblable à celle de la peau, si on en excepte le corps réticulaire, qui est particulier à cette dernière.

A R T I C L E I I.

Corps papillaire.

Le corps papillaire est situé sous l'épiderme des membranes muqueuses. C'est à la ténuité de cet épiderme que l'on doit la sensibilité exquise des papilles. Celles-ci sont sur-tout très-apparentes à la naissance des membranes muqueuses; mais à mesure qu'on pénètre dans les cavités, on trouve à leur place des villosités qui paroissent en tenir lieu, et que Liéberckun avoit prises à tort pour des bouches absorbantes. Ces papilles sont par-tout embrassées par un réseau vasculaire très-sensible dans les membranes muqueuses; et les injections fines le manifestent très-bien dans la peau. Les recherches des modernes ont démontré que les absorbans environnoient ces villosités, dont la fonction principale est la sensation, et non l'absorption.

La longueur et la forme des papilles n'est pas la même sur toutes les surfaces muqueuses, et cette variation de forme, peut-être même de structure, coïncide avec la sensibilité particulière de chaque organe.

Article III.

Corion.

Le corion, qui forme la troisième couche ou feuillet des membranes muqueuses, n'a pas par-tout la même épaisseur : au palais, il est très-épais, ainsi qu'au vagin ; mais il est très-mince aux intestins et dans les canaux excréteurs. Il paroît avoir la même texture qu'à la peau ; il est cependant formé d'un tissu beaucoup plus serré, puisque dans les membranes muqueuses il ne se laisse jamais infiltrer comme celui de la peau dans les hydropisies.

Article IV.

Glandes.

A l'intérieur du corion, et sur-tout à sa face externe, on trouve une grande quantité de glandes muqueuses qui lubrifient continuellement la surface libre de ces membranes.

Ces glandes sont très-apparentes au palais, aux bronches, etc. mais elles sont très-difficiles à découvrir dans la vessie, la matrice, etc. Elles ont été rendues sensibles à Verrheyen, au moyen de la macération. Dolæus les trouva dures, squirrheuses, de la grosseur d'un pois, dans l'uterus d'une leucorrhoïque de quarante-neuf ans, restée stérile. Le 15 thermidor, on fit l'ouverture du cadavre d'une hystérique à la Salpétrière : on ne sait si elle étoit leucorrhoïque. On trouva les glandes de la membrane muqueuse du vagin très - nombreuses ; les unes grosses comme des noisettes, d'autres comme des noix, très-dures, cartilagineuses : le scalpel les divisoit difficilement. J'en examinai plusieurs avec soin, et ne pus trouver de canaux excréteurs. Les glandes de l'uterus étoient beaucoup plus petites, de la grosseur d'un pois environ, très-dures, très-multipliées, très-serrées ; leurs intervalles étoient remplis par une substance osseuse ; la matrice étoit orbiculaire, très - volumineuse : on ne put trouver sa cavité. D'ailleurs, quoique la ténuité de ces glandes les cache à nos yeux, il y a lieu de penser qu'elles n'en existent pas moins ; car l'identité de fonctions suppose celle de structure. Dans quelques endroits elles sont si multipliées qu'elles semblent former une quatrième couche.

Les cryptes de ces glandes viennent s'ouvrir à la surface libre des membranes, et y versent un fluide muqueux d'autant plus abondant, que la partie est plus ou moins exposée à l'action des corps irritans. C'est ainsi qu'une sonde introduite dans les voies lacrymales ou dans la vessie détermine un flux muqueux. La femme de la 13e observ. eut une leucorrhée tant qu'elle porta un pessaire. Moriceau en rapporte un autre exemple. Il en est de même des injections irritantes, ou des virus vénérien, herpétique, arthritique, etc. appliqués aux membranes muqueuses. L'irritation s'exerce à l'orifice des cryptes glanduleux, et détermine sympathiquement une augmentation de sécrétion dans les glandes.

ARTICLE V.

Nature des fluides sécrétés.

a). Propriétés physiques.

Les fluides sécrétés sont muqueux; ils ont une consistance qui approche d'une légère dissolution de gomme dans l'eau; ils sont filans, diaphanes, et troublés par quelques flocons d'une matière grisâtre susceptible de prendre des nuances de vert, de jaune ou de blanc, suivant différens degrés d'inflammation. Ces nuances offrent une difficulté extrême pour distinguer les écoulemens muqueux des purulens. Sans doute il y a peu de différences dans leurs qualités physiques, et je crois qu'il faut désespérer qu'elles puissent nous éclairer; mais les immenses découvertes de la chimie nous donnent des droits d'attendre d'elle des lumières sur cette partie.

Un fluide séreux paroît seul former l'écoulement, lorsque l'inflammation des membranes muqueuses est assez considérable pour empêcher les sécrétions muqueuses. Il est probable que ce fluide séreux est analogue à la matière de la transpiration cutanée, et de celle qui se fait dans les cavités par les bouches exhalantes. On sait en effet que les quantités des sécrétions et exhalations pulmonaires, intestinales, que celles des leucorrhées, comme on le verra dans la suite, sont toujours en raison inverse des propriétés dissolvantes de l'air. (Voyez *les causes*.) Ainsi, en hiver, les effluves pulmonaires sont plus considérables, le ventre est plus libre, les leucorrhées sont et plus fréquentes et plus abondantes qu'en été, dans les pays marécageux que dans les pays secs et bien ventilés.

b). *Propriétés chimiques.*

La nature chimique des fluides muqueux est encore peu connue : on sait seulement qu'ils contiennent de l'albumine, de la gélatine, des phosphates de chaux et de soude. Il est à croire que les différentes affections auxquelles sont exposées les membranes muqueuses changent la nature de ces fluides, ou au moins les proportions entre leurs principes. C'est un travail à faire, qui pourroit avoir quelque utilité ; mais il faudroit, avant, connoître ces fluides dans l'état naturel ; et ils sont en si petite quantité, qu'il est très-difficile d'en recueillir suffisamment pour les analyser avec exactitude.

§. I.V.

Usages des membranes muqueuses.

Quelle que soit la nature des fluides sécrétés par les membranes muqueuses, on peut les regarder comme des fluides excrémentiels résidus de la nutrition, et cette fonction de ces membranes leur est commune avec la peau. Leur usage est de garantir les organes contre l'action des corps étrangers avec lesquels ils sont en contact.

Les innombrables vaisseaux des membranes muqueuses, après s'être ramifiés à l'infini dans le corion, le percent ; et, recouverts alors seulement par l'épiderme, ils embrassent les papilles. Cette disposition des vaisseaux sanguins dans ces membranes muqueuses rend très - fréquentes, dans ces organes, les hémorrhagies spontanées.

Ces membranes doivent leur couleur rouge aux nombreux vaisseux sanguins qui les parcourent ; et cette couleur augmente d'intensité lorsque les fonctions des membranes muqueuses sont mises en jeu par des excitans plus actifs : c'est ainsi, comme l'a observé le citoyen Bichat, que les membranes muqueuses de l'enfant qui a respiré, sont plus rouges qu'elles ne l'étoient avant sa naissance, époque à laquelle ces organes sortent de l'inertie où elles avoient resté jusque - là. Ces membranes semblent animées d'une nouvelle vie lorsque les organes qu'elles revêtent, commencent à préparer à l'individu un nouvel aliment.

§. V.

Sympathies.

Les membranes muqueuses exercent sur leurs différentes parties des correspondances sympathiques mutuelles qui servent à nous faire connoître l'état de ces membranes, dans un lieu éloigné de celui où se manifestent les phénomènes qui caractérisent leur sensibilité, dont les différentes modifications établissent trois sortes de sympathies, suivant les forces vitales mises en jeu : ainsi les sympathies de *sensibilité*, *d'irritabilité* et de *toni-*

cité, reçoivent leurs différens noms des systêmes sur lesquels s'exerce cette sensibilité.

a). Dans la *sympathie de sensibilité*, l'irritation d'une partie d'une membrane muqueuse détermine de la sensibilité dans un autre point plus ou moins éloigné : ainsi les vers intestinaux excitent du prurit dans la membrane de Schneider ; la présence d'un gravier dans le rein, ou d'une pierre dans la vessie, produit de la sensibilité au gland et dans l'urètre.

b). Dans la *sympathie d'irritabilité*, des muscles se contractent par l'irritation d'une membrane muqueuse : ainsi le chatouillement des fosses nasales produit l'éternuement ; la titillation de la luette, de la base de la langue, ou de l'arrière-bouche, fait vomir ; l'irritation du canal de l'urètre fait contracter les muscles dartos et rapprocher les testicules des anneaux.

c). Dans la *sympathie de tonicité*, l'excitement d'une partie d'une membrane muqueuse augmente le ton, l'action d'une autre partie qui en est éloignée. Ainsi lorsque nous avons faim, l'odeur des alimens excite encore notre appétit. Les mets introduits dans la bouche font pleuvoir, de toutes les surfaces muqueuses de cette cavité, les fluides muqueux que fournissent les glandes qui entrent dans leur composition.

§. V I.

Affections.

Les membranes muqueuses, long-temps exposées à l'air, y acquièrent de la densité ; elles deviennent blanches et

en

en tout semblables à la peau : c'est ce qui arrive aux anciens renversemens de rectum, de vagin. La leucorrhoïque de la 20e observation (*Rec.*), avoit une chûte de matrice depuis une trentaine d'années ; pendant douze ans elle négligea l'habitude de la tenir réduite dans la nuit, l'uterus et le vagin prirent la couleur et la densité de la peau. Ce changement est encore une preuve sensible et rationnelle de l'analogie de structure et de fonctions des membranes muqueuses et de la peau ; car cette dernière ressemble beaucoup aux membranes muqueuses dans l'enfant qui n'a pas respiré. Comme celles-ci, elle est rougeâtre, et secrète une matière muqueuse, remarquable sur-tout dans le fond des plis que forment la peau et les différentes parties du corps : cette ressemblance disparoît à mesure que l'enfant s'éloigne de l'époque de sa naissance.

Toutes ces réflexions étoient nécessaires pour concevoir les phlegmasies des membranes muqueuses, et juger de l'analogie de ces affections dans tous les organes, quelque soit la partie de ces membranes qu'elles occupent.

Lorsque l'inflammation de ces organes est très-vive, les sécrétions sont diminuées ; il y a rougeur vive, tension de la membrane, sentiment d'ardeur à la plus légère impression des corps qui ne produisoient avant aucune douleur ; c'est ce qui a lieu dans le premier temps des phlegmasies des membranes muqueuses : ainsi l'écoulement est moins abondant dans le commencement de la blennorrhagie, et tant que l'ardeur d'urine est très-forte, qu'avant que ce symptôme se soit développé, moins encore que lorsqu'il s'est dissipé.

Catarrhe utérin.

B

Les phlegmasies des membranes muqueuses se nomment *catarrhes* , et cette phlegmasie prend différens noms suivant les organes tapissés‚par ces membranes. A la conjonctive, elle est connue sous le nom d'*ophthalmie*; au nez, sous celui de *coryza*; à la trachée, elle est nommée *catarrhe trachéal*, ou *croup*; à la division des bronches, *catarrhe pulmonaire*; à l'estomach, *catarrhe stomachal*; aux intestins, *dyssenterie*, *diarrhée*; aux parties génitales, *gonorrhée*, *blennorrhagie*, *blennorrhée*, auxquelles on doit substituer le nom générique de *catarrhe génital*; puisque la nature de cette affection est ici la même que celle des autres parties où on lui donne le nom de *catarrhe*; puisqu'enfin les organes génitaux sont tapissés intérieurement par des membranes muqueuses, comme le sont les autres organes où cette inflammation a pris le nom de *catarrhe*.

Cette analogie avoit été sentie par quelques auteurs ; mais ils ne font que l'énoncer sans démonstration, et l'on ne peut juger de leur sagacité à ce sujet, que sur quelques lignes de leurs ouvrages; car Galien dit seulement : *Uteri profluvia propter uteri rheumata fiunt* (1). Lælius à Fonte : *Destillationem esse et tanquam uteri rheumatismum* (2). Arétée compare la diarrhée à la leucorrhée, et c'est à ce sujet qu'il dit : *Simili affectu et intestina laborant, quum profluvio, quod diarrhœa vocatur, ægretant* (3). Ettmuller s'explique aussi d'une manière peu

---

(1) *De symptomat. caus.* lib. III, cap. 4.
(2) *Consultationes med.* consilium 117.
(3) *De caus. et sign. morbor. diuturnor.*

équivoque quand il dit : *Quod est in naribus coryza , in oculis nimia lacrymatio , in faucibus copiosior tussis et secreatus , hoc est tam in maribus quàm in feminis gonorrhea* (1). Gualt. Charleton a senti encore plus vivement l'analogie des leucorrhées avec les catarrhes ; et quoique le titre de son ouvrage ait été le sujet d'une critique que l'on trouve dans les actes de Leipsic , on peut le lire avec intérêt. Il est intitulé : *Inquisitiones medico-physicæ de causis catamœniorum et uteri rheumatismo.* Il existe encore une affection propre aux membranes muqueuses : ce sont les polypes ; on n'en trouve que dans les parties que ces membranes tapissent, sur-tout près des orifices des cavités.

Le professeur Pinel a le premier démontré l'analogie des catarrhes et des leucorrhées ; ce qui l'a déterminé à grouper ces affections dans le même ordre.

On peut joindre à ce que je viens de dire, pour prouver l'analogie des catarrhes et des leucorrhées, l'identité des causes de ces affections. Ainsi Leake (2) et beaucoup d'autres ont observé que les flueurs-blanches, de même que les autres catarrhes, étoient plus fréquens en automne que dans les autres saisons , dans les pays marécageux que dans les pays secs. On peut voir, au chapitre des *causes* , les exemples de plusieurs épidémies de leucorrhées qui alternoient ou qui coexistoient avec des épidémies catarrhales. Leake a remarqué en Angleterre que , pendant plusieurs automnes où la saison avoit été très-variable, les flueurs-blanches, les autres catarrhes, l'angine, la diarrhée, etc.

____

(1) Ettmulleri *Opera.*
(2) *Dispositions aux maladies chroniques.*

avoient été très-communes ; que ces affections se succédoient alternativement , et cédoient au même traitement ; ce qui est une autre preuve d'analogie. L'observation suivante établit un rapprochement des flueurs-
blanches avec la diarrhée. Une femme de la Salpêtrière
avoit une leucorrhée chaque fois qu'elle buvoit de l'eau
de la Seine. On sait que la diarrhée est un tribut
que paient les étrangers qui arrivent à Paris : l'eau
de la Seine y contribue sans doute, quoique cette cause
ait été niée par quelques médecins, notamment par le
citoyen Tourtelle (1) ; mais j'en trouve la preuve dans
les faits suivans. J'ai connu plusieurs étrangers qui ha-
bitoient depuis long-temps les quartiers de Paris abreuvés
par les eaux d'Arcueil : ces personnes n'avoient jamais
eu de diarrhée ; elles logèrent ensuite dans les parties de
la ville où l'on ne boit que de l'eau de la Seine, peu
de jours après leur changement de domicile elles furent
atteintes d'une diarrhée.

Voilà, je pense, des raisons suffisantes pour prouver
l'analogie des catarrhes et des leucorrhées, et pour m'au-
toriser à donner à ces dernières le nom de *catarrhes
génitaux*.

----

(1) *Traité d'hygiène.*

CHAPITRE III.

Symptômes.

§. I.

Symptômes.

Les symptômes des maladies sont les phénomènes qu'elles présentent; ils se divisent en *essentiels* et en *accidentels*. Les accidentels ne sont pas inséparables de la maladie; les essentiels sont tellement liés à son existence, que ce sont eux qui en forment les caractères, tandis que les autres varient suivant différentes circonstances individuelles.

J'observerai dans le chapitre sur la division des catarrhes utérins, que la première division à faire entre ces affections, est celle de *catarrhes aigus* et de *catarrhes chroniques*. Cette division est fondée sur ce qui suit.

Il existe des symptômes communs et des symptômes propres à chacun de ces deux sous-genres de leucorrhées.

A). *Symptômes communs.*

Les symptômes communs sont un écoulement irrégulier d'un fluide, de couleur, de consistance et de quantité variables, par la vulve; un prurit plus ou moins incommode dans l'organe utérin (1); un sentiment d'ardeur et de difficulté en urinant (2); une douleur gravative à l'hypogastre (3), s'étendant quelquefois dans les aines et à la partie interne des cuisses (4), au dos, aux hanches (5) ou au sacrum (6); des fongosités ou boursouflemens du vagin (7); des excoriations aux parties sexuelles (8); des chûtes de matrice.

1º. *Symptômes propres aux leucorrhées chroniques.*

Les symptômes propres aux leucorrhées chroniques sont : extrême irrégularité dans la marche des symptômes; absence presque absolue ou retours irréguliers de l'inflammation; nulle tendance vers la guérison; invasion souvent ignorée; ou arrivée fréquemment à la suite d'une aigüe; durée illimitée.

2º. *Symptômes propres aux leucorrhées aiguës.*

Dans les leucorrhées aiguës, au contraire, marche régulière des symptômes; inflammation passant par différens degrés d'intensité; transition de la matière de

---

(1) 19, 29, 37, 53 (*Rec.*). 12, 16, 39.
(2) 7, 14, 29, 39, 49, 53 (*Rec.*). 12, 16, 64, 39.
(3) 8, 10, 42, 47 (*Rec.*).
(4) 39, 64.
(5) 47 (*Rec.*).
(6) 50.
(7) 51, 53 (*Rec.*). 16.
(8) 5, 11, 12, 19 (*Rec.*).

l'écoulement par des nuances successives ; périodes de la maladie bien tranchées ; invasion toujours connue ; accroissement au bout de quelques jours, puis décroissement ; tendance manifeste vers la guérison ; terminaison spontanée ou par des secours bien dirigés, au bout de trente-six à quarante jours, quelquefois plus tôt.

a). Marche des aiguës.

Voici l'ordre et la succession des symptômes des leucorrhées aiguës divisées en quatre périodes.

Première période. — Les malades ressentent à la vulve un prurit léger qui va en croissant, au point de devenir insupportable, se propageant dans le vagin, quelquefois jusque dans l'uterus ; des envies fréquentes d'uriner.

Seconde période. — Vers le troisième ou quatrième jour il paroît un écoulement clair, peu abondant, avec sentiment de chaleur dans les parties où s'est fait sentir le prurit ; la quantité de l'écoulement augmente, sa couleur est verte ou jaunâtre ; l'ardeur d'urine est insupportable, elle fait éprouver un sentiment de brûlure ; souvent alors la quantité de l'écoulement diminue ; les femmes ressentent à l'hypogastre une douleur gravative qui s'étend vers les fosses iliaques, les aines, les grandes lèvres, le périné et la partie supérieure interne des cuisses. Il s'élève quelquefois un peu de fièvre ; cet état se soutient pendant quelques jours.

Troisième période. — Au neuvième ou dixième jour

les symptômes inflammatoires sont moins intenses; la matière prend une couleur jaunâtre, elle devient épaisse, elle blanchit, elle est très-abondante; les ardeurs d'urine se dissipent, l'écoulement diminue graduellement.

Quatrième période. — La matière est tantôt claire, tantôt épaisse, peu abondante; elle disparaît quelquefois pendant plusieurs jours, revient ensuite, et s'arrête enfin tout-à-fait au trente-sixième ou quarantième jour.

On voit que ce quatrième temps des catarrhes utérins aigus semble, par son irrégularité, former le passage à l'état chronique.

b). *Marche des chroniques.*

Les leucorrhées chroniques ont une marche si irrégulière, qu'il est impossible de la tracer exactement et de la diviser en périodes qui montrent la succession des symptômes.

La division des leucorrhées en aiguës et en chroniques ne peut être admise relativement aux espèces *constitutionnelle* et *héréditaire*. Les observations ne présentent aucun exemple de ces deux espèces dans l'état de catarrhe aigu.

B). *Symptômes propres aux espèces en particulier.*

Les symptômes propres à chaque espèce en particulier se tirent de la connoissance des causes et circonstances antécédentes, et de la constitution du sujet. Un examen réfléchi des observations rapportées par les auteurs, m'a prouvé qu'il n'y avoit point d'autre moyen de les distinguer. Les autres signes que l'on a donnés comme infaillibles, sont illusoires, et nullement fondés sur l'observation, comme on le verra à l'article du diagnostic.

Il n'en est pas de même de la constitutionnelle, qui a des symptômes et des signes propres. Elle suit la marche irrégulière des leucorrhées chroniques, dont elle paroît être le dernier degré, et même dont elle est souvent la suite; de sorte que l'espèce constitutionnelle pou oit offrir deux variétés bien tranchées : l'une que l'o peut nommer *primitive*, qui dépend de la constitution du sujet ; l'autre *secondaire*, qui est la suite des leucorrhées chroniques, et dans laquelle la détérioration de la constitution de l'individu n'est que secondaire.

1°. *Symptômes de l'espèce constitutionnelle.*

Dans la leucorrhée constitutionnelle, outre les symptômes communs des espèces chroniques, l'on trouve, le col de l'uterus pâteux, volumineux; l'orifice utérin béant, plus ou moins dilaté (1), suivant la remarque d'Hippocrate; la matrice, plus volumineuse que dans l'état naturel, descend dans le vagin, quelquefois jusqu'à la vulve. (Forestus observe que ce symptôme est fréquent.) Toute la constitution du sujet, ou au moins plusieurs systèmes paroissent affectés. Le visage est pâle (2), bouffi (3); les malades ont une chaleur insolite à la

---

(1) 51 (*Rec.*).
(2) 21, 28, 44, 51, 53 (*Rec.*).
(3) 44, 50, 51 (*Rec.*).

tête, un air de langueur, des vertiges (1). *Quandò autem in matrice humores multi sunt, oculi dolent, caput calidum habent, vel languidum et vertiginem patiuntur* (2). Elles ont la peau blafarde (3), des douleurs vagues (4), des insomnies (5), de fréquentes syncopes (6). Les malades sont très - sensibles aux variations de l'atmosphère (7) ; elles transpirent peu, suivant Sanctorius : *In fluxu et vomitu*, dit-il, *prohibetur perspiratio, quia divertitur* (8) ; elles sont maigres (9) ; leurs membres sont grêles ; la lenteur, l'incertitude des mouvemens, les tremblemens des membres annoncent une extrême débilité du système musculaire (10). Les leucorrhoïques éprouvent une espèce d'engourdissement dans les pieds et les jambes ; elles sont essoufflées au moindre mouvement (11), comme l'observe Hippocrate (12) : *Cum fluor albus subortus fuerit*, dit-il, *dolor imum ventrem, lumbos ac laterum inanitates detinet; crura et manus intumescunt, oculorum cava elevantur, et oculi humescunt; color*

---

(1) 22, 28, 50 (*Rec.*).

(2) Cléopatre , *De matrice humorosâ :* collection d'Israël Spachius.

(3) Cette couleur étoit remarquable dans une leucorrhoïque du n° 149, à la Salpêtrière.

(4) 14, 22, 24, 28, 51 (*Rec.*).

(5) 22, 51 (*Rec.*).

(6) 22, 53 (*Rec.*).

(7) 22 (*Rec.*).

(8) *Medicina statica*, aphor. 54, sect. 1.

(9) 21, 53 (*Rec.*).

(10) 5, 22, 23, 28, 51 (*Rec.*).

(11) 28, 29 (*Rec.*).

(12) *De morb. muliebribus.*

æuriginosus et albus redditur, cumque deambulat anhelatione corripitur. Elles ont des palpitations du cœur (1); leurs vaisseaux sont saillans (2); leur pouls vermiculaire, suivant la remarque de Galien, et comme je l'ai reconnu sur une leucorrhoïque de la Salpêtrière, n° 149. Les fonctions du système gastrique sont lentes, les digestions pénibles (3). Les leucorrhoïques vomissent souvent des matières glaireuses ; elles ont toujours la bouche remplie de salive (4), suivant la remarque d'Hippocrate (5) : *Stomachi morsus percipiunt dum jejunæ fuerint, vel etiam vomuerint velut acidam aquam, et os impletur salivá.* Raulin (6) et le citoyen Doussin-Dubreuil (7) ont fait la même observation. Les malades sont habituellement constipées (8); elles deviennent tristes, et sont dans un état de mélancolie et d'hypocondrie qui leur fait exagérer leurs maux (9) : *Fædum illud affectum misellas mulieres, tristes, pusillanimes, semper sibi graves, virisque ingratas et sæpè etiam steriles reddit*, dit Charleton (10). Quelques-unes éprouvent dans différentes parties un froid glacial, même en été. C'est ainsi que les leucorrhoïques

---

(1) 28, 51 (*Rec.*).
(2) 23, 29 (*Rec.*).
(3) 21, 28 (*Rec.*). 64.
(4) 64.
(5) *De morb. muliebribus*, §. 9.
(6) *Traité des fleurs blanches.*
(7) *Traité des glaires et de la gonorrhée bénigne.*
(8) 12, 47, 51, 53. (*Rec.*)
(9) 21, 51, 53 (*Rec.*).
(10) *Inquisitiones medico-phys., de causis catamænior. et uteri rheumatismo.*

des observations 18 et 53 (*Rec.*) ressentoient un grand
froid aux seins, même dans la saison la plus chaude.
Celle de l'observation 15 (*Rec.*) éprouvoit, pendant
l'écoulement de ses urines, de ses menstrues ou de sa
leucorrhée, la même sensation que si c'eût été de la
neige fondue qu'elle rendît. Ce froid étoit reconnoissable
au toucher à la région hypogastrique.

Tels sont en général les symptômes que présentent
les leucorrhées constitutionnelles.

2°. *Symptômes essentiels de l'espèce constitutionnelle.*

La leucorrhée constitutionnelle tient toujours à la
détérioration de la constitution de l'individu. Ses symptômes essentiels sont, la lenteur des mouvemens (1),
celle des facultés intellectuelles (2), dont la foiblesse
correspond à celle des sensations (3).

De même que les autres espèces, la leucorrhée héréditaire n'a point de signes propres, comme l'espèce constitutionnelle; elle ne se distingue des autres dans l'état
chronique (car elle n'est jamais aiguë) que par les circonstances antécédentes.

Je renvoie la distinction des espèces entre elles au
chapitre du diagnostic.

---

(1) 5, 22, 23, 28, 51, 53 (*Rec.*).
(2) 51 (*Rec*). 49, 51.
(3) 14, 51 (*Rec.*). 50, 51, 60.

(29)

Article I.

Accidens des catarrhes utérins.

Aux symptômes que présentent les catarrhes utérins, viennent quelquefois se joindre divers accidens, tels qu'une dysurie ou une strangurie (1) ; une douleur atroce, gravative ou pongitive à l'hypogastre (2), s'étendant par fois dans les aines, les cuisses (3), le dos, les hanches (4), le sacrum (5). Dans les femmes des observations 4 et 53 (*Rec.*), elle simuloit le travail de l'enfantement. Celle qui fait le sujet de la dernière éprouvoit une constriction spasmodique du vagin et de l'uterus, hors le temps de sa grossesse ; il survint une élévation, une dureté et une douleur considérables de tout l'abdomen, aux malades des observations 33 et 39. Celle de l'observation 5 (*Rec.*) éprouvoit une douleur ulcéreuse dans cette cavité. Quelquefois la douleur se borne au pubis et autour de l'anus (6) ou des lombes. Quelques leucorrhoïques éprouvent un sentiment d'ardeur dans la poitrine (7), une chaleur insolite dans les hypocondres (8), des gonflemens douloureux des seins (9), et il

(1) 1, 42 (*Rec.*). 39, 98.
(2) 7, 43, 47 (*Rec.*). 98.
(3) 39.
(4) 47 (*Rec.*).
(5) 49 (*Rec.*).
(6) 12 (*Rec.*).
(7) 27, 53 (*Rec.*).
(8) 29, 51 (*Rec.*).
(9) 53 (*Rec.*).

est à remarquer que presque tous ces accidens dépendent des lésions du système nerveux.

Article II.

Durée des catarrhes utérins.

La durée des catarrhes utérins aigus est en général de trente-six à quarante jours. On en voit se terminer au bout de quinze ou vingt jours ; un plus grand nombre aller à soixante et au-delà. L'écoulement tarit sans accident au bout de huit jours dans une femme chez qui il étoit produit par des frictions mercurielles (1).

Quant aux leucorrhées chroniques, leur durée est très-indéterminée. La femme de l'observation 14 (*Rec.*) en avoit une depuis dix-huit ans ; celle de l'observation 51 (*Rec.*), âgée de quarante-quatre ou quarante-cinq ans, avoit des flueurs-blanches depuis son bas âge.

Voici le calcul proportionnel des durées différentes des catarrhes utérins chroniques, sur trente-quatre malades prises indistinctement :

Durée $\begin{cases} \text{De 2 à 9 mois . . . . 13} \\ \text{De 2 à 44 ans . . . . 6} \\ \text{Indéterminée, mais de} \\ \text{plusieurs années . . . 15} \end{cases}$ 34 leucorrhoïques.

Article III.

Irrégularité des catarrhes utérins.

L'irrégularité est une des propriétés des catarrhes

---

(1) Voyez le chap. des causes. (C. déterm. — Frictions mercurielles.)

utérins : il suffit d'avoir vu quelquefois cette maladie pour s'en convaincre. Ces flux sont irréguliers quant à la quantité, à la couleur, à la densité, à l'odeur, à la saveur, à la durée, aux retours : ceci est confirmé par ce que nous avons dit en parcourant ces propriétés. Quelquefois ces flux catarrheux ont un retour périodique qui correspond à l'éruption des menstrues (1), ou qui y supplée (2). Ainsi Ruchérus (3) parle d'une Juive qui n'étoit pas menstruée, même hors le temps de sa grossesse, chez qui des flueurs-blanches périodiques remplaçoient tous les mois le flux menstruel rouge. La leucorrhée de la femme de l'observation 41 (*Rec.*) alternoit avec ses menstrues; celle de l'observation 2, qui étoit verdâtre, très-fétide, précédoit tous les mois le flux périodique, et duroit trois ou quatre jours. La leucorrhoïque de l'observation 71 avoit un écoulement qui alterna plusieurs années avec une céphalalgie et une odontalgie; celle de l'observation 10 avoit un catarrhe utérin dont les retours correspondoient à ceux d'embarras gastriques (4). Pitcarn (5) a vu une leucorrhée qui, pendant quatre ans, paroissoit chaque mois au retour de la nouvelle lune, et duroit pendant huit jours.

(1) 17, 43 (*Rec.*). 70, 1.

(2) 1, 2.

(3) *Commerci. Norimber.* t. IV, an. 1734, hebdo. 8.

(4) Je ne serois pas éloigné de croire que, dans beaucoup de cas où les causes des retours périodiques des leucorrhées sont inconnues, cette périodicité ne tienne aux dérangemens des systèmes gastrique et cutané, ou de quelque évacuation habituelle. Ceci mériteroit d'être prouvé; mais la médecine statique est trop peu avancée pour y réussir.

(5) *De imperio solis et lunæ*, p. 44.

§. I I.

Propriétés de la matière de l'écoulement.

A). *Propriétés physiques.*

1°. *Quantité de la matière de l'écoulement.*

La quantité du flux leucorrhoïque varie suivant les différens états des leucorrhées, et suivant différentes circonstances : dans les aiguës, elle est moins grande au commencement que dans la troisième période ; moins encore que dans les chroniques, où la matière est quelquefois assez abondante pour former des traces sur les pas des malades, et traverser tous les linges dont elles se garnissent.

Les quantités extrêmes sont depuis quelques gouttes jusqu'à plusieurs livres par jour. On sent combien les quantités intermédiaires sont variables.

Cette variation dans la quantité des écoulemens paroît tenir aux saisons, aux tempéramens, aux lieux que l'on habite, aux états des systèmes gastrique et cutané ; toutes circonstances disposantes qui ont des influences plus ou moins puissantes sur les différens individus. C'est ainsi qu'en hiver l'écoulement de la femme de l'observation 43 (*Rec.*) étoit plus abondant qu'en été. Les personnes très-pléthoriques, celles sur-tout chez qui il y a prédominance du système lymphatique, ont des flux excessifs ; dans les pays bas et marécageux, froids et humides, les leucorrhées sont et plus communes et plus abondantes.

dantes. Sanctorius prétend qu'elles augmentent lorsque les effluves cutanés diminuent, le matin, et lorsque la digestion est achevée, sur-tout après les digestions laborieuses. La leucorrhée de la femme de l'observation 44 (*Rec.*) augmenta dès que ses digestions furent dérangées : la malade paroissoit accablée ; ses membres soutenoient avec peine le poids du corps.

2°. *Couleur.*

Les nuances dont est susceptible la matière des leucorrhées sont innombrables ; voici néanmoins le calcul proportionnel et décroissant des principales nuances observées sur vingt-deux leucorrhoïques prises indistinctement :

Jaunes ou verdâtres. 12
Blanches. 6
Grisâtres 2   } 22 leucorrhoïques.
Noirâtre 1
Bleuâtre 1

D'après ce calcul sur la fréquence comparative des couleurs de la matière des flux utérins, on voit que les épithètes de λευκός, *blanc*, sont vicieusement appliquées à un écoulement dont les nuances sont très-multipliées.

Séverin Pineau (1) dit que la matière de l'écoulement est blanche dans l'uterus, et ne prend différentes couleurs que lorsqu'elle a passé dans le vagin. Les obser-

____

(1) *De notis virginitatis*, problema 3.
Catarrhe utérin.   C

rations de Ch. Bonnet, Morgagni , Ph. Adolph. Boëhmer, prouvent que toutes les parties de l'organe utérin fournissent une matière de même couleur que celle que l'on trouve dans le vagin; et cette couleur que Pineau attribue à une fermentation, n'en est pas plus l'effet que celui de la présence de la bile dans les flux verdâtres, comme le croit Raulin (1). Elle paroît due aux différens degrés d'inflammation de la membrane muqueuse, d'après l'opinion des professeurs Pinel et Bosquillon : au reste, consultez l'observation 82 d'une leucorrhoïque qui n'éprouvoit de prurit, des ardeurs d'urines, et des excoriations aux parties sexuelles, que lorsque la matière de sa leucorrhée prenoit une teinte jaunâtre.

3°. *Densité.*

La densité de la matière de l'écoulement leucorrhoïque est aussi variable que les deux autres propriétés physiques que je viens d'examiner. En général, ce fluide a une consistance muqueuse, ou semblable à une légère dissolution de gomme (2); elle est quelquefois visqueuse, épaisse, très-glutineuse (3). Dans la leucorrhoïque de la première observation elle ressembloit à de l'albumen cuit, et à du savon ramolli dans celle de l'observation 4 (*Rec.*). On la trouve assez fréquemment claire (4),

---

(1) Voyez la définition des leucorrhées dans son *Traité des fleurs blanches*, t. I.

(2) 5, 11 (*Rec.*).

(3) 6, 47 (*Rec.*). 38, 44.

(4) 12 32 (*Rec.*).

séreuse (1), limpide ou aqueuse (2). Les deux extrêmes de la densité du flux leucorrhoïque sont la limpidité aqueuse et la consistance de l'albumen ou du savon ramolli ; le terme moyen, celle de légères dissolutions gommeuses dans l'eau.

4°. *Odeur.*

Les écoulemens qui se font par les organes sexuels ont une odeur particulière qui tient, 1°. à la nature des sécrétions, 2°. au croupissement des fluides sécrétés et aux altérations qui en résultent. Cette odeur est fade, et me semble approcher de celle des matières animales dans les premiers degrés de la putréfaction ; elle tient tantôt de l'aigre, tantôt de l'alcalescente. Dans les femmes grosses elle a une odeur qui indique un acide tout formé. Quelquefois l'odeur du flux utérin est très-fétide (3) ; dans ce cas, il y a souvent ulcère de matrice ou de vagin. (Voyez les observations indiquées ci-dessus.) D'autres fois, cette fétidité est produite par la présence d'un corps étranger dans le vagin, tels qu'une pessaire (4), une éponge (5), des polypes (6), ou d'autres tumeurs. On a vu cette fétidité entretenue par des vers ascarides (7).

---

(1) 2 (*Rec.*).
(2) 74, 76.
(3) 7, 19, 26 (*Rec.*). 60.
(4) 31 (*Rec.*).
(5) 14.
(6) 77, 78, 79.
(7) 2, 3, 4.

5o. *Saveur.*

La saveur de la matière des leucorrhées est peu connue, et le sera probablement long-temps. Elle varie sans doute suivant plusieurs circonstances de causes ou de complication.

1ere *Observat.* Nicolas Pechlin (1) parle d'une dame qui, ayant eu la curiosité de goûter la matière d'une leucorrhée qu'elle avoit depuis long-temps, en éprouva une saveur plus âcre que quelque lessive que ce fût ; sa bouche en fut tellement infectée, qu'elle fut obligée de se gargariser de suite avec de l'eau.

6o. *Qualité.*

La matière du catarrhe utérin est non - seulement sécrétée par les glandes de la membrane muqueuse, mais encore par les extrémités exhalantes des artères qui s'ouvrent à sa surface ; de sorte qu'une partie du fluide paroît analogue à celui de la transpiration.

Ce flux est quelquefois âcre au point de produire des ardeurs ou des excoriations sur les parties qu'il mouille (2) : le plus souvent les femmes ont des leucorrhées anciennes, sans éprouver ni ardeurs ni excoriations. Dans le premier cas, cette âcreté est quelquefois un signe de la présence d'un ulcère (3) : alors cette matière est

---

(1) *Observationes medico-phys.* lib. I, observ. 21.
(2) 12, 16, 48 (*Rec.*). 63.
(3) 36 (*Rec.*). 48.

ichoreuse, sanguinolente, sanieuse (1) : elle peut même avoir ces qualités sans qu'il y ait d'ulcère (2). On a vu la matière sortir écumeuse (3) par la vulve; ce qui se fait par son mélange avec un fluide aériforme semblable à celui dont Littre donne un exemple dans les *Mémoires de l'Académie des sciences*; Pomme (*Traité des affections vaporeuses*, in-4°, p. 340), et Raulin, dans son *Traité des fleurs blanches*. Les leucorrhoïques des observations 41 et 42 (*Rec.*) rendoient aussi avec leur leucorrhée un fluide gazeux par la vulve, avec explosions aussi bruyantes que celles que produit le dégagement des gaz intestinaux par l'anus.

Outre les concrétions que Jean Storch (4) a trouvées dans les flux leucorrhoïques, il y a vu assez souvent des vers ascarides. Il parle d'une femme de vingt-six ans qui, ayant eu des flueurs-blanches pendant sa grossesse, avec un prurit insupportable, rendit par la vulve un peloton d'ascarides gros comme une fève.

2e *Observat.* Th. Cockson (5) dit qu'une femme de vingt-sept ans, ordinairement bien portante, avoit depuis trois mois une odeur très-fétide. Trois ou quatre jours avant ses menstrues, elle éprouvoit des douleurs dans les lombes, et un écoulement de matière verdâtre très-fétide par la vulve, qui duroit jusqu'à l'apparition

------

(1) 19, 26, 46 (*Rec.*).
(2) 13.
(3) 5 (*Rec.*).
(4) *Observationes clini.* an. 8° may. cl. 2, n° 3, p. 463.
(5) *Commentar. medic.* n° 4, p. 88.

du flux périodique. Tant que ces écoulemens duroient, ils entraînoient avec eux une grande quantité de petits vers vivans ; lorsqu'on les écrasoit ils donnoient une odeur très-fétide , et semblable à celle du flux leucorrhoïque qui précédoit les menstrues. Cette femme fut guérie par des injections d'absinthe , de camomille et d'huile d'olive.

3e *Observat.* Moriceau (1) a vu une femme de cinquante ans qui, après une aménorrhée de deux ans, eut des pertes abondantes pendant sept mois. Il lui survint un ulcère utérin avec écoulement sanieux diversement coloré par la vulve; cet écoulement charrioit avec lui des vers gros comme des grains d'orge. Cette femme mourut au bout de six mois.

4e *Observat.* Ovelgunius (2) dit qu'une femme étant sortie huit jours après être accouchée, fut prise tout-à-coup de flueurs-blanches qui existoient encore douze semaines après, et avoient excorié la vulve. Cette femme éprouvoit des ardeurs d'urines; il lui sortoit du vagin beaucoup de petits vers semblables à ceux que l'on trouve dans les fromages. On employa beaucoup de remèdes, qui consistoient en toniques , mercuriaux, sudorifiques, etc. ; on fit des injections dans le vagin avec des décoctions amères. Les flueurs-blanches augmentèrent d'abord, diminuèrent ensuite, et finirent par se supprimer. Il leur succéda, dans le genou gauche et dans l'articulation du pied, une douleur qui rendoit la station très-

---

(1) *Art des accouchem. observ. chirurg.* cent. 1, observ. 61.
(2) *Nova acta nat. curios.* t. III, observ. 60.

pénible, malgré que cette position, d'abord gênante, diminuât ensuite les douleurs. On continua les remèdes : la malade rendit par les selles une grande quantité de vers ; mais il cessa d'en sortir par la vulve.

Voici une autre observation (1) :

5e *Observat.* La femme d'un marchand, âgée de quarante-quatre ans, éprouvoit dans le vagin un prurit très-incommode ; elle rendoit chaque jour par la vulve plusieurs ascarides vivans, qui périssoient bientôt. Les injections de coloquinthe dissipèrent ces insectes.

On a douté que ces vers pussent prendre naissance dans l'uterus ; mais je ne vois pas sur quoi est fondé ce doute, ni pourquoi il ne s'en formeroit point là comme dans les autres parties revêtues par les membranes muqueuses : on en a trouvé dans les fosses nazales, on en voit fréquemment dans les narines des moutons ; ceux du rectum sont très-communs. On lit, dans le septième volume des *Mémoires de l'Académie des sciences* (partie étrangère), l'observation d'une personne qui rendoit des vers avec ses urines. Dans toutes ces parties, les fonctions de la membrane muqueuse sont les mêmes que dans l'uterus ; dans toutes on a trouvé des vers : pourquoi donc révoquer en doute que la matrice puisse aussi donner lieu au développement de ces animaux ? D'ailleurs, quelle raison imaginer de leur disparition, après l'emploi des injections amères dans le vagin, comme cela eut lieu dans les sujets des observations précédentes, si, comme

____

(1) Miscellan, *Nat. cur.* cap. 9 et 10, append. observ. 27, hebd. 8.

on l'a cru, ces ascarides ne faisoient que passer de l'anus dans le vagin?

B). *Propriétés chimiques.*

Rien de fait sur cette partie; mais voici quelques travaux à entreprendre, desquels on pourroit peut-être tirer un jour des lumières (1) :

1°. Examiner chimiquement les flux catarrheux utérins dans les différens âges et dans différens états pathologiques;

2°. Comparer ces flux avec ceux des catarrhes des autres parties;

3°. Analyser les écoulemens leucorrhoïques lorsqu'ils sont la crise de quelques maladies;

4°. Observer les différences chimiques de ces écoulemens dans les différentes espèces, et suivant les différens virus qui y ont donné lieu;

5°. Faire l'application des résultats au traitement.

§. I I I.

Rapport des fréquences des catarrhes utérins.

1°. *Avec les âges.*

De même que les catarrhes des autres parties, ceux de l'uterus peuvent survenir dans tous les âges, comme

---

(1) Cette circonstance est une de celles qui font sentir le prix du sublime projet du professeur Fourcroy, d'établir auprès des hôpitaux des laboratoires chimico-pathologiques, où l'on soumettroit à l'analyse les différens produits des maladies.

Hippocrate l'a observé (1). Il remarque que les adultes en sont plus fréquemment atteintes que les autres. Les auteurs anciens n'offrent que des exemples de leucorrhées dans les femmes âgées; les modernes en rapportent dans les plus bas âges et dans l'extrême vieillesse. On a des observations de leucorrhoïques de huit jours (2), de deux semaines (3), de deux ou trois mois (4), de quatre et de sept ans (5), de cinq (6), de six (7), de sept (8), de huit (9), etc. Les exemples de l'extrême opposé sont encore plus communs. Gualt. Charleton parle d'une femme qui fut prise d'une leucorrhée à soixante-dix-sept ans. Voyez des exemples de leucorrhées survenues à des femmes de soixante-dix, soixante-sept, soixante ans, dans les observat. 19 (*Rec.*), 68, etc. Les exemples du terme moyen sont encore plus fréquens, comme on le voit dans le calcul suivant. Pour l'établir, j'ai partagé en trois groupes un grand nombre d'observations, prenant pour fondement de leurs divisions trois époques de la vie : 1º. celle qui précède la menstruation ; 2º. celle que l'on peut nommer *temps de la menstruation*, qui comprend l'espace entre son éruption com-

---

(1) *De morb. mulieb.* lib. II.
(2) Miscell. *Nat. curios.* dec. 3, observ. 14.
(3) Jacobi, *Dissertatio de fluore albo.*
(4) Slewogt, *Dissertatio de fluore albo.*
(5) Musitanus, *de morb. mulieb.* lib. II et III.
(6) *Ephemer. German.* dec. 1, an 3, observ. 114.
(7) *Acta physico-med.* t. I, observ. 83.
(8) *Ephemer. Germ.* dec. 1, an 9, observ. 28.
(9) *Ibid.* dec. 1, an 8, observ. 25, et Fernel et Roderic. à Castro.

mençante et sa cessation inclusivement ; 3°. celle qui suit cette cessation, jusqu'à la mort. Cette division n'est pas arbitraire, puisqu'elle est fondée sur une cause constante et des plus influentes des catarrhes utérins, la menstruation.

Voici le calcul proportionnel des fréquences dans ces trois époques, sur un nombre donné de leucorrhoïques :

Première époque 15
Seconde époque . . . . 106 } 135 leucorrhoïques.
Troisième époque . . . 14

Il suit de ce calcul que la première et la troisième époques ne diffèrent en fréquence que de $\frac{1}{15}$, et que la seconde surpasse les deux autres ensemble de $\frac{120}{135} = \frac{8}{9}$.

2°. *Avec les états du mariage et du célibat.*

Hippocrate (1) prétend que les flueurs-blanches sont plus fréquentes dans l'état de célibat que dans celui de mariage : *Hic verò morbus (fluor albus)*, dit-il, *accidit potiùs iis quæ sine viro degunt, muliebribus.* Si l'idée de célibat renferme celle de virginité et l'absence des moyens que les filles emploient pour cesser de l'être, je ne puis convenir de cette assertion, parce que j'en trouve la réfutation dans le calcul suivant. Ici, comme par-tout ailleurs, j'ai pris indistinctement, et en quelque façon au hasard, un certain nombre d'observations, pour en tirer des conséquences d'après les rapports qu'elles of-

____

(1) *De morb. mulieb.* sententia 13.

frent; et voici, relativement aux rapports des fréquences dans les états de mariage et de célibat, le calcul proportionnel d'un nombre donné de filles ou de femmes :

Femmes . . . . 61 } 85 leucorrhoïques.
Filles vierges ou célibataires . 24 }

Tels sont les phénomènes que présentent les catarrhes utérins examinés sous les différens rapports que m'ont offerts les observations. Sans doute, il eût été possible de les multiplier beaucoup plus; mais je me suis fait une loi de laquelle je ne puis m'écarter : celle de ne parler que des phénomènes appuyés sur des observations.

CHAPITRE IV.

Siége.

Il n'est point d'objet en médecine sur lequel les auteurs aient été plus divisés que sur le siége des leucorrhées : au lieu de s'en rapporter à ce que l'on pouvoit voir , toucher, examiner , le scalpel à la main, on a fait des hypothèses qui ont été la source des erreurs dont je vais présenter le tableau rapide.

§. I.

Opinions des auteurs.

On peut ranger en trois groupes les opinions différentes des auteurs sur le siége et l'origine des flueurs-blanches.

Article I.

Les uns , tels qu'Hippocrate (1) , Galien (2) , Mercatus (3), Trincavelle (4) , Alex. Massarias (5) , Donatus (6) , Mercurialis (7) , Arétée (8) , Oribase , Scribo-

---

(1) *De morb. mulieb.* sententia 13.
(2) *De sympt. causis*, lib. III, et *de locis affectis*, lib. V.
(3) *De communib. mulier. affectib.* cap. 15.
(4) Consilium 3.
(5) *Prælectiones practicæ*, cap. 4.
(6) *De mulier affectib.*
(7) *Gynæciorum.*
(8) *De signis et causis morbor. diuturnor.*

nius Largus, Baillou, Sennert, Rivière, Duret, Fernel, Vidusvidius, Boerrhaave, etc., ont pensé que différentes parties du corps pouvoient être la source où se forme la matière des leucorrhées, et ils ont cru que c'étoit tantôt le foie, la rate, l'estomac, etc., ne regardant dans ce cas l'uterus que comme un émonctoire : *Uterum non modò ad conceptionem mulieribus indidit, verùm etiam ad earumdem repurgationem*, dit Hippocrate (1); *ita ut velut sentinam quamdam, eumdem infrà collocarit, quò totius corporis impuritates faciliùs confluere valerint.*

En combattant cette opinion, Altomarius convient que l'uterus n'est pas toujours le lieu où s'engendre la matière de l'écoulement, mais que dans quelques cas elle n'en est que le réservoir : il paroît n'avoir pas osé heurter de front une opinion qui étoit celle de tous les médecins de son temps.

Cette opinion avoit été abandonnée depuis long-temps; Raulin la fit revivre dans son Traité des fleurs blanches, imprimé en 1766. « Les fleurs blanches, dit-il (2), » ne prennent pas toujours leur source dans l'uterus et » son canal; elles proviennent le plus souvent des chan- » gemens qui surviennent dans toute l'habitude du corps, » et du désordre de la masse des liquides. Bien plus, il » n'est point de viscère qui ne puisse fournir le principe » de leur écoulement : il arrive souvent que le chyle, le » lait, la sérosité du sang, la lymphe, le suc nourri- » cier, la bile, etc., s'écoulent en partie par ces voies...

____

(1) *De morb. mulieb.*
(2) *Traité des fleurs blanches*, t. I, p. 9.

» et aboutissent ordinairement à l'uterus , qui entretient
» des communications avec tout le corps, avec toutes les
» parties, avec tous les viscères. »

En admettant que plusieurs parties du corps pouvoient être les sources des leucorrhées , les anciens pensoient que la tête fournissoit aux écoulemens pituiteux , et ils disoient que le canal vertébral servoit au transport de cette humeur vers l'uterus. Cette opinion , admise par Forestus , le fut aussi par Félix Plater , Laurenbergius, M. Akakia , qui, comparant le corps à un alembic , en regardèrent la tête comme le réfrigérant vers lequel les humidités élevées en vapeur se condensoient , et revenoient par le canal vertébral vers l'uterus , pour former les flueurs-blanches. La même voie leur suffit pour expliquer les métastases de l'uterus vers les autres parties.

Viscerus, au contraire, crut que ce transport mutuel se faisoit par les rameaux internes des jugulaires ou par les nerfs ; mais Hechsteterus ne différant que sur la dernière partie de cette opinion , dit : *Illud recrementum (fluor albus) inesse in venoso genere , et ejus ex eodem fieri eructationem , nervos solis æthereis corporibus esse pervios.*

D'autres , avec J. B. Montanus , considérant que le péritoine et les nerfs établissent des rapports manifestes entre l'uterus et les autres viscères abdominaux, pensoient que ces organes envoyoient les humeurs vers l'uterus au moyen des nerfs et du péritoine. Galien avoit déja avancé cette opinion.

Article II.

Avicenne (1) plaça le siége et l'origine des leucorrhées dans les vaisseaux qui servent à la menstruation. Fréd. Hoffman (2) étoit aussi de cet avis : *Sedes hujus mali (cachexia uterina), dit-il, est omnino uterus. . . . . nil itaque est dubii quin per eadem vasa, vias et poros fluxus materiæ mucidæ contingat, è quibus ipse sanguis menstruus fertur.*

Savanarola pense que les menstrues proviennent du col de l'uterus, mais que les flueurs-blanches viennent des veines de l'uterus même. Plater (3) dit, au contraire, que les menstrues viennent des veines de l'uterus même, et que les flueurs-blanches sont fournies par le col utérin.

Article III.

Enfin Degraaff, Hornius, Verrheyen, etc., ayant rencontré les orifices excréteurs des glandes muqueuses qui environnent l'urètre, le col de l'uterus et sa cavité, béants et très-dilatés, ont regardé ces orifices, dits *lacunes de Graaff*, comme le siége des leucorrhées. Séverin Pineau (4) a adopté cette opinion d'après ses propres observations cadavériques.

L'opinion de ces derniers se rapproche de la vérité rela-

______

(1) Tractat. 3, cap. 32.
(2) *De cachexia uteri.*
(3) *De aquosis excretis*, lib. II, cap. 7.
(4) *De notis virginitatis.*

tivement au siége des leucorrhées ; ils en ont seulement trop circonscrit les limites en les bornant aux parties que nous venons de nommer. Les recherches ultérieures de Charleton, de Bonnet, de Dolæus, Schneider, Boëhmer et Morgagni, prouvent que toute la surface interne de la matrice et du vagin est, dans tous les cas, en totalité ou en partie, le siége des catarrhes utérins.

On reconnoît le siége de ces catarrhes par *la vue*, *le toucher*, le *tamponnement*, *l'état de grossesse*, *les symptômes*, *l'inspection cadavérique*.

Moyens de déterminer le siége des catarrhes utérins.

1°. *Par la vue.*

Par la vue (j'entends ici seulement son usage sur le vivant), lorsque le siége de la maladie se borne aux environs de l'urètre et à la vulve, que le vagin est renversé, que la matrice descendue présente son orifice à l'entrée du vagin (1), on peut décider si le siége se borne à l'uterus ou au vagin, ou si ces deux parties sont en même temps affectées.

2°. *Par le toucher.*

Par le toucher on reconnoît si l'orifice utérin est béant ou fermé. Dans le premier cas, si la femme n'est pas au terme de sa grossesse, qu'elle ne soit pas dans le moment de ses règles, ou qu'il n'y ait pas un polype utérin

______

(1) 10, 20, 37 (*Rec.*).

ou autres tumeurs (circonstances hors lesquelles cet orifice est fermé) il est certain que l'uterus est le siége de la maladie ; dans le deuxième cas, c'est le vagin. Le toucher fait aussi juger du volume, des directions, des différens états de tout l'organe utérin ; il fait connoître les différentes complications locales , telles que varices , skirrhes , ulcères , végétations cancéreuses , polypes , boursouflemens , etc.

3º. *Par le tamponnement.*

Chambon de Montaux a proposé le tamponnement pour reconnoître quelle partie du vagin fournissoit à la leucorrhée ; mais ce tamponnement agit ici, comme tous les corps étrangers , sur les membranes muqueuses ; il détermine une sécrétion plus abondante dans toutes les parties avec lesquelles il est en contact : de façon que cette sécrétion déterminée se confond avec celle qui provient d'un état maladif. Ce moyen a ensuite le défaut des mèches que l'on employoit autrefois pour reconnoître l'orifice interne des fistules à l'anus : ou le tampon s'applique trop exactement , alors la sécrétion ne peut se faire ; ou, ce qui est plus ordinaire, il remplit exactement les deux extrémités du vagin , qui sont beaucoup moins amples que sa partie moyenne qu'il ne peut toucher. Alors ce moyen est inutile. D'ailleurs , en introduisant un tampon, si l'on n'a pas, avant, exactement essuyé le vagin, le fluide qui en occupe la paroi postérieure , imbibant ce tampon , fera croire que cette paroi est le siége de la leucorrhée : c'est donc un moyen fallacieux, sur lequel on ne peut compter.

Catarrhe utérin. D

4°. *Par la grossesse.*

Pendant la grossesse il y a occlusion parfaite de l'orifice , par le rapprochement de ses lèvres , et par les membranes du fœtus ; dans ce cas , la leucorrhée ne vient que du vagin.

5°. *Par les symptômes.*

Quelques symptômes aident à reconnoître si le siége de la leucorrhée est dans le vagin ou dans l'uterus ; mais ce n'est que lorsque la maladie est aiguë. Si la malade éprouve au-dessus du pubis une douleur gravative qui se propage dans les grandes lèvres , dans les aines , dans la partie supérieure interne des cuisses ; si l'on trouve en même temps l'orifice utérin béant, le siége de la leucorrhée est dans la matrice. Si ces symptômes n'existent pas, mais qu'il y ait ardeur d'urines , douleur pendant le coït , pesanteur au périné, rougeur vive à la vulve et au vagin, c'est là le siége de la maladie. Lorsque ces symptômes se réunissent à ceux que nous avons vus plus haut , alors l'uterus et le vagin participent l'un et l'autre à la leucorrhée.

Pour déterminer le siége dans le vivant , il faut y faire concourir les différens moyens que je viens de proposer.

6°. *Par les ouvertures cadavériques.*

De tous les moyens proposés pour déterminer le siége des catarrhes utérins , l'ouverture cadavérique est sans doute et le plus sûr et le plus exact. Par le secours du scalpel on pénètre dans la matrice , les trompes , les ovaires et ses annexes ; on met tout à découvert ; tout devient visible et palpable.

Il suit de l'emploi des six moyens que je viens d'examiner, sur-tout du dernier, dont j'ai puisé les résultats dans Bonnet, Dolæus, Boëhmer, Morgagni, qu'il n'est aucune partie de la surface interne de l'organe utérin, tels que le vagin, l'uterus, la cavité de son col et de ses trompes, qui ne puisse être en totalité ou en partie le siége des catarrhes utérins. Quelquefois ces affections se bornent à une partie de l'une de ces cavités, les autres étant très-saines.

Voici le calcul des fréquences du siége dans les différentes cavités de l'organe utérin, sur un nombre donné de leucorrhoïques prises indistinctement, et soumises aux ouvertures cadavériques :

Siége.
$$\left.\begin{array}{l}\text{Col utérin et vagin . . } 13 \\ \text{Organe utérin . . . . } 9 \\ \text{Trompes utérines . . . } 2\end{array}\right\} 24 \text{ leucorrhoïques.}$$

Dans quelques cas, le canal de l'urètre ne fourniroit-il pas une partie de la leucorrhée ? Ce doute paroît trouver sa solution dans la 47e épître, nº 21, de Morgagni, qui vit dans le canal de l'urètre d'une jeune femme très-débauchée, les canaux excréteurs des glandes muqueuses remplis d'une matière blanche épaisse : *Uretrâ apertâ*, dit Morgagni, *quæ crebris canaliculorum suorum osculis erat pertusa, ex eorum nonnullis comprimendo, albam lentamque materiam dabat, quæ ibi nisi sana fuissent omnia, pus videri, et gonorrhœæ virulentæ suspicionem movere potuisset.* Malgré cette observation, et l'opinion de

Bell, qui place la gonorrhée des femmes dans l'urètre et autour de cette partie, et quoique la chose paroisse possible, je ne puis admettre cette partie comme siége des leucorrhées, n'étant point fondé sur un assez grand nombre d'observations. Il en est de ce cas comme de celui rapporté par Storch, dans lequel une partie d'un écoulement leucorrhoïque venoit du rectum. Ces cas sont si rares qu'ils peuvent à peine faire exception.

CHAPITRE V.

Ouvertures cadavériques, relativement à l'état pathologique de l'uterus affecté de catarrhe.

J'EXAMINERAI dans cet article , les différens états pathologiques qu'a présentés l'organe utérin, en en parcourant successivement chaque partie séparément.

1º. *État du vagin.*

Suivant Forestus, l'amplitude du vagin est augmentée(1), quelquefois diminuée par des boursouflemens ; ses parois sont enflammées (2), quelquefois au point d'être gangrénées en plusieurs endroits(3) ; dans la leucorrhoïque de l'observation 7 (*Rec.*), elles avoient acquis deux pouces d'épaisseur , et elles étoient d'une consistance et d'une structure cartilagineuses. On rencontre quelquefois dans ce canal des tumeurs de différentes natures , tantôt cartilagineuses, skirrheuses, carcinomateuses (4) ; assez souvent on y voit des ulcères (5).

______

(1) 30.
(2) 33 (*Rec.*).
(3) 12 , 31 (*Rec.*).
(4) 30, 36 (*Rec.*).
(5) 7, 36 (*Rec.*).

D 3

2º. *Du col utérin.*

Le col utérin offre les mêmes affections que le vagin ;
il est tantôt très-épais, tuberculeux (1), tantôt ulcéré (2),
skirrheux (3), enflammé (4). Les ulcères qui affectent
cette partie sont quelquefois si profonds, qu'ils en traversent toute l'épaisseur et celle du vagin, et s'étendent jusqu'au rectum. (5)

3º. *De l'orifice utérin.*

On trouve l'orifice utérin béant lorsque la cavité de
l'uterus ou de son col est le siége de la maladie : Hippocrate avoit déja fait cette remarque. Les lèvres de cet
orifice sont saillantes, gonflées, rougeâtres (6), assez
fréquemment le siége de varices, de tumeurs et d'ulcères
de différentes natures. Sa cavité, sujette aux mêmes affections que le vagin, est remplie de fluide muqueux diversement coloré (7).

4º. *De l'uterus.*

Le volume de l'uterus est ordinairement plus considérable que dans l'état naturel (8) ; quelquefois il est

---

(1) 36 (*Rec.*).
(2) 7, 36 (*Rec*).
(3) 17.
(4) 33 (*Rec.*).
(5) 7 (*Rec.*).
(6) 30 (*Rec.*).
(7) 30, 31 (*Rec.*).
(8) 11, 12, 36 (*Rec.*).

moindre (1) ; sa membrane interne est boursouflée, molle, poreuse, villeuse ; ses vaisseaux sont quelquefois variqueux (2). Morgagni compare l'état de cette membrane à celle des narines dans le coryza, et il dit (3) : *Uteri nempe intimam membranam non secùs atque illa narium in coryzâ rheumate quodam affici.*

Quelquefois l'uterus s'éloigne plus ou moins en différens sens de sa direction naturelle (4) ; et on l'a trouvé adhérent aux parties voisines (5), sans doute après des inflammations de sa surface péritonéale. Silvaticus, J. Storch et J. Thévart ont vu ces inflammations se terminer assez souvent à la suite d'anciennes leucorrhées, par ulcération ou par gangrène (6).

5°. De la cavité utérine.

On trouve dans la cavité de l'uterus des tumeurs de différentes natures et de volumes variables. Tantôt ce sont des skirrhes ou des polypes (7), comme dans l'observation qui suit. Le 10 floréal on fit, à la Salpêtrière, l'ouverture du cadavre d'une femme de 48 ans, qui avoit une ancienne leucorrhée très-abondante avec de fréquentes hémorrhagies. On trouva dans l'uterus un polype qui fournissoit à l'hémorrhagie, et sur le col utérin une

---

(1) 32, 33 (*Rec.*).
(2) 11, 30 (*Rec.*).
(3) *De sedibus et causis morborum*, epist. 47.
(4) 12, 31 (*Rec.*).
(5) 12, 31 (*Rec.*).
(6) 45 (*Rec.*). 57.
(7) 76, 77, 78, 79.

D 4

grosse hydatide remplie de fluide muqueux. Tantôt on y voit des excroissances dont la forme , la couleur et la situation peuvent varier (1). Philippe-Adolphe Boëhmer a fréquemment apperçu de ces tumeurs (2), renfermant elles - mêmes des vésicules remplies d'un fluide muqueux jaunâtre; il les regarde comme un développement de la membrane interne. Voici dans quel état il trouva cette membrane dans le cadavre d'une leucorrhoïque : *Inque ejus cavo nihil præter tenacem et flavescentem mucum , mollemque poroso-villosam et valvulosam , quasi turgescentem membranam, undique uteri parietes et tubas investientem; hinc indè inflammatam et erosam , structuram autem uteri satis compactam invenimus.* Morgagni y a souvent trouvé des tubercules verruqueux, blanchâtres, de différentes grosseurs (3) , ou des hydatides (4). Les glandes de la membrane muqueuse de l'uterus, assez petites pour être invisibles dans l'état naturel , mais que Verrheyen a rendues sensibles par la macération , ont été vues par Dolæus du volume d'un pois , dures et skirrheuses : il les regardoit comme les parties qui fournissoient à l'écoulement. *Fluor albus , dit-il , his glandulis maximè proprius , et nihil aliud est quàm quidam uteri coryza* (5).

6e *Observat.* Blegny (6) trouva dans l'utérus d'une femme leucorrhoïque, morte d'hydropisie uterine, une grande

----

(1) 31 (*Rec.*).
(2) *Observ. anatom. in uter. human.*
(3) 34 (*Rec.*).
(4) 11 (*Rec.*).
(5) *Encyclopedia medica.*
(6) *Zodiacus medico-gallicus.*

quantité de fluide roussâtre , huit corps glanduleux remplis d'une matière blanche, viscide , inodore , semblable à la liqueur prolifique. De ces corps , les uns étoient gros comme le poing , d'autres comme des paulmes de jeu , d'autres beaucoup plus petits. On y voyoit aussi quatre germes avortés , dont l'un avoit le volume d'une tête de fœtus, et ressembloit à un coagulum de sang (1).

La cavité de l'uterus , ordinairement de l'étendue d'une fève, avoit acquis assez d'amplitude, dans une fille déflorée dont parle Blasius (2), pour admettre une noix muscade; elle étoit remplie d'un fluide très-glutineux qui adhéroit fortement aux doigts.

La consistance du fluide que l'on trouve dans l'uterus varie autant que sa couleur; il s'écoule quelquefois d'une seule partie de cette cavité, les autres paroissant saines : lorsqu'on l'essuie, la membrane muqueuse en fournit d'autre par la pression (3).

On trouve quelquefois des ulcères dans la cavité même de l'uterus ; le pus qui en coule se mêle au fluide muqueux que fournit la membrane (4). Ces ulcères sont de différentes natures, mais souvent cancéreux. Dans les observations 6, 46 (*Rec.*), la matière passoit, dans l'abdomen , à travers une ulcération très - profonde de l'uterus. Jean de Muralto a vu un ulcère sur la face

---

(1) 8 (*Rec.*).
(2) *Observata anatomico-practica.*
(3) 32 (*Rec.*).
(4) 12 , 13 (*Rec.*).

péritonéale de l'uterus. Timæus trouva dans l'uterus d'une fille assassinée par son amant, une collection con-sidérable d'ascarides vivans et de mucosité diversement colorée, au lieu d'un fœtus qu'il croyoit y trouver.

6°. *Des trompes utérines.*

Dans les femmes leucorrhoïques dont parlent de Muralto et Blasius (1), on trouva disent-ils, les trompes, dans un état d'ulcération. On a vu le pavillon d'une des trompes adhérent à un ovaire et servant de conduit fistuleux à la matière de l'écoulement (2); une autre fois (3) les deux trompes s'abouchoient avec deux hydatides formées, d'un côté dans un ovaire, de l'autre dans un des ligamens larges, et en versoient le fluide dans l'uterus. De Muralto trouva des hydatides très-volumi-neuses dans les pavillons des trompes, et dans les ovaires de la femme qui fait le sujet de l'observation 13 (*Rec.*).

7°. *Des ovaires.*

Ces parties ne sont et ne peuvent être le siége des catarrhes utérins, puisque leur structure et leur position sont bien éloignées de pouvoir y contribuer; mais comme ils sont fréquemment dans un état pathologique chez les leucorrhoïques, je dois parler des dérangemens qu'éprou-vent ces organes.

---

(1) 7 (*Rec.*).
(2) 2 (*Rec.*).
(3) 32 (*Rec.*).

Outre les abcès, les hydatides, que l'on a trouvés dans les ovaires (1), on a rencontré dans l'un de ces corps une tumeur formée par une matière stéatomateuse qui enveloppoit une grosse pelotte de poils (2). J. Storch vit dans une femme (3) les ovaires gros comme le poing, durs et tuberculeux, renfermant une matière blanche, dure, crétacée, friable, et faisant effervescence avec les acides.

Dominicus Panarolus (4) rapporte qu'il trouva un abcès dans un des ovaires d'une femme qui avoit une ancienne gonorrhée, et qui étoit morte après avoir éprouvé des douleurs atroces à la région hypogastrique.

Le volume des ovaires est ordinairement plus considérable que dans l'état naturel, dans les leucorrhoïques; mais on les a trouvés quelquefois plus petits, grêles, alongés, blancs (5), et les ligamens larges, très-épais, leurs vaisseaux variqueux.

Tels sont les changemens pathologiques qu'ont offerts les ouvertures cadavériques des femmes qui avoient des leucorrhées, soit que ces maladies en fussent causes ou effets.

----

(1) 2, 7, 12, 13 (*Rec.*).
(2) 2 (*Rec.*).
(3) 46.
(4) *Observat. medicin.* observ. 13.
(5) 31 (*Rec.*).

CHAPITRE VI.

Causes.

§. I.

Causes prochaines.

La recherche des causes prochaines des catarrhes utérins, comme celle des autres maladies, a été long-temps le sujet de savantes discussions qui, loin d'éclairer les esprits, n'ont servi qu'à les éloigner de la médecine d'observation, en assujétissant les lois de la nature aux subtilités des théories hypothétiques.

Article I.

Opinions des médecins anciens.

Je vais examiner les opinions des auteurs sur les causes prochaines.

1º. *De Galien.*

Galien, considérant dans nos solides deux forces qui agissent dans deux directions opposées, et auxquelles il donnoit les noms de *forces rétentrice* et *expultrice*, attribua à cette dernière la cause prochaine des flueurs-blanches et de la stérilité. Son opinion fut adoptée par un grand nombre de médecins, parmi lesquels on distingue Aëtius, Mercurialis, Mercatus, etc.

2º. *Avicenne.*

D'autres, d'après Avicenne (1), pensoient que les humeurs éprouvoient dans la matrice une espèce de digestion, et, dans cette supposition, ils regardoient les flueurs-blanches comme un vice de cette digestion.

3º. *Albert Botonnus.*

Cherchant toujours la cause prochaine des flueurs-blanches dans le vice des humeurs, Albert Botonnus les fit provenir de deux causes, des humeurs excrémentitielles et des humeurs ichoreuses (2). La théorie qu'adopte cet auteur est inextricable.

4º. *Forestus et Rondelet.*

Forestus (3) et Rondelet (4) attribuoient les flueurs-blanches à une altération qui arrive, suivant eux, au sang des femmes grosses ou mal réglées.

5º. *Baillou et Rodericus-à-Castro.*

Baillou (5) en voyoit la cause prochaine dans un

---

(1) Lib. III, cap. 23.
(2) *De morb. mulieb.* cap. 27.
(3) *De morb. mulieb.* lib. XXVIII, observ. 20.
(4) *Methodus curandi*, cap. 60.
(5) Lib. I, consult. 56.

sang bilieux, mélancolique, âcre, acide, salin ; et
Roderic-à-Castro, dans un sang ichoreux, sanieux, pituiteux, décoloré, crud et aqueux (1).

6°. *Jul. Cæs. Claudianus.*

Jules-Cæsar Claudianus les faisoit consister dans un
défaut de chaleur innée (2).

Doit-on, avec les anciens, regarder la matière diversement colorée des catarrhes utérins comme formée,
tantôt par la pituite, la bile, l'atrabile, la mélancolie?
Il y a déjà plus de cent cinquante ans que Charleton
combattoit ces hypothèses ; et cependant, sans aucune
preuve, des médecins modernes, Astruc, Raulin, les
auteurs de presque toutes les *thèses* ou *dissertations*, ont
fait revivre dans leurs écrits des expressions vagues et
surannées. *Millies dictum, scriptumque fuit*, dit Charleton,
sed nunquam satis probatum, existere in corpore pitui-
tosos, biliosos et melancolicos humores excrementitios, à
sanguine distinctos, suisque locis separatos, qui ex aliis
in alias partes depluentes, mille morbis ortum dare sup-
ponuntur. Il y a plus d'un siècle que l'on a rejeté de
la saine pathologie le rêve de Galien sur les *quatre*
humeurs. On trouve bien quelquefois dans l'estomac une
humeur muqueuse, viscide, blanchâtre, que le vulgaire
des médecins, dit Charleton, *appelle pituite, mais qui*
n'est autre chose que les restes d'un suc chyleux plus
épais, qui adhère aux tuniques de cet organe ; mais ce

______

(1) *De morb. mulier.*
(2) *Consilia medica.*

*n'est pas une humeur excrémentielle. On ne reconnoit
pas non plus l'organe sécréteur de la mélancolie ; et
dans le fait cette humeur n'est qu'imaginaire.* Quant
à la bile, contre laquelle on se récrie si fort, et à
laquelle on attribue *tous les maux,* son existence n'a
jamais été prouvée dans la matière des leucorrhées ; et
si l'analogie de couleur de cette humeur avec celle des
écoulemens leucorrhoïques verdâtres suffit à ceux qui
adoptent cette opinion, pour assurer que c'est de la bile,
je me dispenserai de la combattre. Faut-il encore, au
dix-huitième siècle, admettre des opinions sans preuves,
et fléchir le genou devant l'idole ?

Quandò pergamidi sectamur dogmata Galeni (1) ?

7°. *Raulin, Astruc.*

Cependant des auteurs modernes, Raulin, Astruc,
ont adopté les opinions des anciens. Ce dernier ne fait que
les modifier, et il va ensuite plus loin ; il veut expliquer
le mécanisme des menstrues et des flueurs-blanches. Des
planches gravées d'après l'idée qu'il s'étoit formée de la
structure et des dispositions des vaisseaux utérins, lui
servent à disserter avec érudition sur les phénomènes
incompréhensibles de ces sécrétions. Tantôt il voit des
appendices qui, dans un état de plénitude convenable,
versent dans l'uterus le sang pur des règles ; tantôt
leurs *orifices obstrués,* ou ces *appendices* elles - mêmes
comprimées par les vaisseaux *vermiculaires* engorgés,
produisent l'aménorrhée ; d'autres fois, les vésicules *lac-*

____

(1) Marcellus Pallingenius, *Zodiacus vitæ.*

tifères, dont l'action est augmentée au préjudice des *appendices veineuses*, versent dans l'uterus le lait qui, dans la grossesse, nourrit le fœtus. Enfin, ce sont quelquefois les vaisseaux vermiculaires de la matrice, ou ses vaisseaux lymphatiques (*artères* ou *veines*) qui, ne pouvant résister à la distension de leurs parois par le fluide qu'ils contiennent, se rompent et fournissent à un écoulement intarissable.

Malgré l'air de vérité avec lequel Astruc fait ces descriptions, je ne saurois me rendre à son opinion. L'anatomie ne démontre rien de semblable à ce que présentent les planches qu'il a fait graver.

Ce qu'il y a de plus surprenant, c'est que cet auteur a déduit de cette hypothétique structure toutes ses conséquences théoriques et pratiques.

Un bon esprit ne trouve avec regret, dans son chapitre sur les flueurs-blanches, aucun fait, aucune observation. De semblables lectures ne sauroient inspirer que la méfiance et le dégoût.

Article II.

Médecins chimistes anciens.

L'ancienne chimie, qui méritoit à peine le nom d'a*chimique*, si on compare ses divagations avec la marche philosophique de la nouvelle science qui porte ce nom, étendit son empire jusque sur l'explication des causes prochaines des maladies. Sylvius de Le Boë en fit l'application à celles des flueurs-blanches qu'il disoit provenir d'un ferment acide qui convertissoit dans la matric trice le sang en humeur pituiteuse : « *Principium fluoris*, dit-il, *ab ipso sanguine ad uterum delato, et in ejus cavernulis à fermento acido corrupto, tandem mutato in humorem album ac pituitæ similem, semper deducendum esse* (1). »

On trouve dans une *thèse soutenue à Goëttingue* (2), sur les fhieurs-blanches, une phrase qui suffit pour faire voir la bizarrerie des alchimistes dans leur fureur de vouloir tout expliquer par les produits de leurs fourneaux. La voici :

« *Hinc* ☉ (*sal*) *microscomicum* ♀ (*venere*) *ac* ☿ (*mer-*
» *curio*) *non rite distemperatum talem humorum fluxum*
» *efficere accusant multi, aut cum fabro venenum* ♂ (*mar-*
» *tiale*). »

On voit par ce qui précède combien peu est satisfaisante la recherche des causes premières, quand, pour s'élever aux inconnues, on ne prend pas pour base des objets connus et incontestables.

Article III.

Moyens plus sûrs dans la recherche des causes prochaines.

Un moyen plus sûr, je crois, de parvenir à la vérité, et d'en déduire des conséquences pratiques générales, c'est : 1º. d'avoir une connoissance précise de l'organisation et des fonctions des parties qui sont le

---

(1) *Prax. med.* lib. III, cap. 4.
(2) *Dissertatio de leucorrh.* autore P. M. Zimmerman, 1778.

Catarrhe utérin. E.

siége de la maladie (voyez *Organisation des membranes muqueuses*) ; 2°. des changemens pathologiques qui arrivent dans l'organe (voyez *Ouvertures cadavériques*, etc.); 3°. enfin, de faire à l'uterus l'application des effets qui résultent de l'action des mêmes causes, sur des parties de structure analogue. Or, tous les effets qui résultent des différentes causes, se réduisent à une augmentation ou à une diminution de ton. Dans le premier cas, cette augmentation de ton, portée jusqu'à l'inflammation, détermine une sécrétion plus grande de fluide muqueux dans la partie irritée ; dans le second cas, la diminution de ton fait que les organes cèdent à l'impulsion des fluides, et alors il en résulte des écoulemens qui semblent n'être produits que par la surcharge de l'organe ou par le défaut de résistance qu'il oppose. Quelquefois cette diminution de ton n'est que secondaire ; c'est lorsqu'elle est la suite d'une inflammation, ou, ce qui est la même chose, d'une excitation trop forte suivie d'asténie.

Ici s'ouvre le vaste champ des théories ; ma plume ne tentera pas de le parcourir : celle des auteurs qui m'ont précédé s'est égarée au milieu des obstacles qu'elle a rencontrés ; d'ailleurs on sait aujourd'hui combien ont été infructueuses les recherches sur les causes prochaines. La réponse sentencieuse que fait le *Médecin malgré lui* de Molière, sur la propriété somnifère de l'opium : *Quia habet virtutem dormitivam*, n'est-elle pas une critique très-sensée de ces recherches impuissantes ?

Pénétré de cette vérité, je me bornerai à rechercher

les causes disposantes et déterminantes des catarrhes utérins : heureux si je puis atteindre mon but !

§. I I.

Causes disposantes.

Les causes *disposantes* sont celles qui agissent à la
longue sur l'individu, en le rendant plus impression-
nable à l'influence des causes déterminantes.

ARTICLE I.

Causes physiques.

1°. *Ages.*

L'époque de la vie qui dispose le plus aux catarrhes
utérins est celle qui s'étend depuis la première menstruation inclusivement jusqu'au temps critique : ceci est
prouvé par cent six observations sur cent trente-cinq.
(Voyez les rapports de fréquence suivant les différens
âges.)

Ce qui rend l'âge de la première menstruation si in-
fluant dans la production des flueurs-blanches, ce sont
l'état de débilité des organes de la digestion et la diminution de caloricité, d'où résulte une disposition à l'aces-
cence. A cet âge, en effet, il s'opère vers les organes de
la génération un travail qui paraît absorber l'énergie de
tous les systèmes ; toutes les fonctions languissent, les
lésions du système gastrique se manifestent par des

goûts bizarres et dépravés, des appétits insatiables ou des anorexies ; par des caprices d'estomac pour des subs- tances qui contiennent abondamment le carbone et l'hi- drogène, le fer, les alimens rôtis, toutes substances susceptibles de neutraliser l'acide des premières voies, et de présenter un aliment plus abondant aux combinai- sons atmosphériques, soit pulmonaires, soit cutanées ou intestinales. Cette lésion du système gastrique entraîne celle des autres systèmes ; les secrétions sont lentes, les mouvemens importuns, les sensations faibles, les facultés intellectuelles peu énergiques, etc. La surcharge qui naît de la concentration des forces vitales vers l'u- terus en est augmentée, et elle détermine alors les écou- lemens leucorrhoïques, qui cessent souvent lorsque l'équi- libre se rétablit entre les différentes puissances qui entretiennent la vie. Cette fièvre, désignée sous le nom de *febris alba*, *feb. amatoria*, qui arrive aux chlorotiques, ne serait-elle pas le moyen qu'emploie la nature pour rétablir cet équilibre ? Je crois que c'est à cet effort qu'il faut attribuer la guérison des flueurs-blanches dans les jeunes personnes chlorotiques, à la première menstrua- tion. Truka (1) observe qu'il est rare que les chlorotiques ne soient prises de flueurs-blanches (2).

-----

(1) *Hist. leucorrheœ.* Vendebonæ, 1781.

(2) Il serait intéressant de comparer chimiquement la leucorrhée des chlorotiques avec celle des enfans et des femmes nouvellement accou- chées, chez qui l'odorat indique un acide tout formé.

(69)

2°. *Tempéramens.*

Les tempéramens ont sans doute des influences différentes dans la disposition aux leucorrhées, et l'on sait
qu'en général les personnes pléthoriques y sont plus disposées que les autres, sur-tout les femmes dans lesquelles
il y a prédominence lymphatique. *Fluori magis idonea, si
mulier laxis sit carnibus et pituitosa*, dit Galien (1). Il
en est de même de celles qui sont très-irritables; mais
on ne peut déterminer cela d'une manière exacte d'après
les observations, 1°. parce que les auteurs n'ont pas
donné avec précision les caractères des différens tempéramens; 2°. parce qu'ils ont presque toujours fondé
leurs divisions sur des idées hypothétiques; 3°. parce
qu'ils paroissent n'avoir pas assez senti l'utilité de cette
détermination; 4°. parce que la détérioration consécu-
tive du sujet a été souvent regardée comme primitive;
5°. enfin, parce que presque tous les auteurs ont négligé
de dire quel étoit le tempérament des malades dont ils
rapportent les observations. C'est donc une recherche à
faire. Les divisions des tempéramens, fondées sur la
prédominance des différens systèmes les uns sur les
autres, et reconnoissables par des caractères extérieurs
tracés par le professeur Hallé, doivent faire espérer de
déterminer d'une manière plus exacte qu'on ne l'a fait
jusqu'ici, les différences entre les tempéramens.

____

(1) *De locis affect.* sententia 6.

E 3

(70)

3°. *Foible constitution.*

La débilité de la constitution, soit originaire, soit acquise, prédispose beaucoup aux leucorrhées. C'est à ce sujet que Baillou dit : *Quo enim magis ægri extenuantur, partes replentur muco.* Les leucorrhoïques des observations 5, 10, 21, 22, 28, 40 (*Rec.*), 26, 51, étoient d'une foible constitution avant d'avoir leurs leucorrhées. La misère, un extrême dénuement des objets nécessaires, concouroient à la disposition des leucorrhées des femmes 51, 52 (*Rec.*) ; dans celle de l'observation 16 (*Rec.*), c'étoit un état cachectique.

4°. *Hérédité.*

On voit beaucoup de jeunes filles qui, dès le plus bas âge, sont prises de flueurs-blanches. (Voyez le *Rapport des fréquences relativement aux âges.*) Raulin (1), un auteur anonyme (2), Christian. Handtwig (3), Theod. Quelmalz (4), Rolfink Werner (5), regardent, avec un grand nombre d'autres auteurs, les flueurs-blanches des nouveaux nés comme héréditaires. J. Gulbrand (6) a constamment remarqué que les filles de trois,

(1) *Traité des fleurs blanches*, t. I.

(2) *Médecine expérimentale, ou résultat de nouvelles expériences, etc.*

(3) *De fluore albo, præsertim gravidar. dissertatio.*

(4) *De cæcitate inf. fluoris albi materni, ejusque virulenti pedissequâ, dissert.*

(5) *Dissert. de fluore albo.*

(6) *De sangui-fluxu uterino*, p. 34.

quatre, six ans, prises de leucorrhées, étoient toujours nées de parens d'une foible constitution ou de mères leucorrhoïques. Le citoyen Mahon (1) pensoit que les écoulemens qui survenoient peu de temps après la naissance, ou quelques années après, étoient héréditaires dans le premier cas; il les suspectoit de syphilis dans le second. Mais, en fait d'observations, les autorités ne suffisent pas au médecin qui sait douter, et il me paroît difficile de prouver que les flueurs-blanches des très-jeunes filles soient héréditaires, à moins que l'on ait la certitude que les individus ont été depuis leur naissance à l'abri des autres causes disposantes. J'avoue néanmoins que je ne vois aucune raison qui s'oppose à ce que cette maladie, comme beaucoup d'autres, ne soit héréditaire. Du reste on peut élever le même doute sur toutes, et je ne chercherai pas à le dissiper ici.

Voici des observations données par leurs auteurs, comme exemples de flueurs-blanches héréditaires.

7e. *Observat.* Dès l'âge de six à sept mois, deux sœurs eurent des flueurs-blanches quelquefois aussi abondantes que chez les femmes pubères (2). Chez l'aînée, à l'âge de huit à neuf ans, et chez la cadette à celui de six et demi, cet écoulement, tantôt modéré, tantôt très-abondant, éprouvoit des interruptions très-courtes, et ne gardoit aucune régularité dans son apparition. Ces deux enfans avoient une couleur assez vermeille, et étoient

---

(1) *Mémoires de la Soc. méd. d'émul.* t. III.
(2) Ramel fils, *Journ. de méd.* vol. LXIV.

sujettes à une maladie assez singulière, mais de peu de durée : il s'élevoit quelquefois sur toute l'habitude extérieure du corps des espèces d'hydatides de la grandeur d'une fève, qui se dissipoient en quelques minutes.

Leur mère étoit affectée depuis long-temps de flueurs-blanches si abondantes, que le parquet de ses appartemens en étoit quelquefois arrosé, malgré ses linges.

8e. *Observat.* Raulin parle d'une jeune dame qui avoit eu des flueurs-blanches peu de temps après son mariage. Ses deux filles, dont l'une avoit huit ans et l'autre cinq, en avoient eu, l'aînée à deux ans, l'autre à sa première année. Cet écoulement étoit si abondant, que ces deux filles étoient obligées de changer de linges plusieurs fois par jour.

La femme de l'observation 51 (*Rec.*) eut des flueurs-blanches dès son plus âge ; elle étoit née d'une mère leucorrhoïque.

La jeune fille de l'observation 84, âgée de huit ans, avoit des flueurs-blanches depuis l'âge de six mois, sa mère en avoit eu avant sa grossesse, et elle étoit d'une foible constitution.

5o. *Situation, organisation, fonctions de l'uterus.*

La situation, l'organisation, les fonctions et les rapports de l'uterus avec les autres parties du corps, disposent aux leucorrhées. Situé à la partie la plus déclive du tronc, abreuvé par un grand nombre de vaisseaux sanguins et lymphatiques, susceptible d'un grand développement, destiné lui-même à des écoulemens périodiques , à une distention considérable pendant la grossesse, à devenir , à certaines époques et dans quel-quelques femmes lascives , le centre de toutes les affec-tions , entretenant avec tout le corps des correspon-dances sympathiques , l'uterus est placé au milieu des circonstances qui disposent aux leucorrhées.

> Continuò has leges , æternaque fœdera certis
> Imposuit natura locis. . . . .
>
> (Virg.)

6°. *Chûtes de matrice.*

On peut placer ici comme *causes disposantes* ; les chûtes de matrice qui, en changeant la disposition de cette partie , et forçant les fluides à circuler contre leur propre poids , déterminent l'engorgement de cet organe.

7°. *Affoiblissement de l'uterus.*

L'uterus , distendu par un fœtus très-volumineux ou par plusieurs , contracte une grande disposition aux flueurs-blanches : elles sont aussi en général plus communes chez les femmes qui ont eu beaucoup d'enfans. Suivant Sebi-zius (1) , les coups , les chûtes , les abcès ouverts dans l'uterus , en l'affoiblissant dans quelques parties , dis-posent aux leucorrhées.

8°. *Lieux humides.*

Les habitations et les pays froids et humides disposent

---

(1) *De affectionib. mulier.* t. II , cap. 10.

beaucoup aux catarrhes utérins. Sylvius de Le-Boë (1), et Dolæus, médecins hollandais, remarquent que la température froide et humide, et le sol marécageux de la Hollande et de la Belgique, rendent les flueurs-blanches endémiques dans ces pays, malgré que les femmes en tempèrent les influences par l'usage des liqueurs spiritueuses et du thé.

Conzier attribue la fréquence des leucorrhées qu'il a observées à l'Ile-Bourbon à l'usage d'arroser beaucoup, et plusieurs fois par jour, l'intérieur des habitations pour modérer l'ardeur du climat. Les flueurs-blanches sont endémiques à Berlin, de même que les autres catarrhes, et elles paroissent dues à la situation de cette ville au milieu des marais, et au croupissement des eaux qui en abreuvent les habitans (2). Cayenne se trouve dans les mêmes circonstances.

Guill. Woodhouse (3) voit au nombre des causes qui rendent endémiques, dit-il, les leucorrhées en Angleterre, non-seulement l'extrême oisiveté des femmes, leurs caprices, leur mollesse, leurs goûts pour les forts assaisonnemens, l'abus des viandes, des vins et du thé, mais encore leur grande disposition aux affections hystériques, qui, en donnant souvent lieu aux excès ou aux suppressions des menstrues, deviennent cause éloignée des leucorrhées ; il accuse sur-tout l'extrême variation de température de ce climat.

---

(1) *Prax. med.* lib. III, cap. 4.

(2) Decadis 2 *Actorum med. Berolin.* vol. III et IV.

(3) *Dissertatio de fl. albo dicata R. mead. et Boerrhaavio.* Lugd. Batavor. 1736.

9º. *Saison d'automne.*

Pour la même raison , l'automne qui , dans un même jour , offre quelquefois les extrêmes des autres saisons , dispose beaucoup aux leucorrhées. Leake a remarqué qu'elles étoient aussi beaucoup plus fréquentes en automne que dans les autres temps de l'année. *Mutationes anni temporum maximè pariunt morbos*, dit Hippocrate (1).

10º. *Constitution atmosphérique.*

On a des preuves incontestables , très-multipliées , de l'influence de l'atmosphère dans la production des catarrhes utérins.

Outre celles que l'on peut voir dans les Annales de Breslaw (2) , relativement à la disposition , aux retours et aux augmentations des flueurs-blanches , suivant les différens états de l'atmosphère , on trouve encore plusieurs observations de leucorrhées épidémiques : telles sont celles , observées par *Morgagni* en Italie , au printemps de 1710 ; par *Bassius* à Halle de Magdebourg , au printemps de 1730 , etc.

Aux mois d'août et de septembre 1765 , il fit à Paris une chaleur brûlante , et une sécheresse extrême ; Raulin dit que l'on y vit des flueurs-blanches dans beaucoup de femmes qui n'en avoient jamais eu , et elles augmen-

----

(1) Aphor. 2, lib. II.

(2) Tentamina 23 , 24 , 26, 1723 , februar. mai. novemb.; 27 et 30 , 1724, januar. octob. novemb. decemb. ; 35, 1726, januar. februar.

tèrent dans celles qui en avoient déja ; il y eut en même temps beaucoup de maladies de la peau , des tumeurs phlegmoneuses , des prurits , des rougeoles , des varioles , des angines.

Leake (1) observa une leucorrhée épidémique en Angleterre pendant un automne , dans lequel les catarrhes, l'angine , la diarrhée furent très-fréquens : ces différentes affections alternoient avec les flueurs-blanches, qui cédèrent au même traitement, et disparurent en même temps.

Les leucorrhées furent épidémiques à Berlin au mois de décembre 1722 ; cette année-là , les autres catarrhes furent très - multipliés (2).

L'année 1769 , remarquable par de fréquentes variations de température , par des passages rapides d'une chaleur brûlante à un froid pluvieux, offrit à Noël (3) l'occasion d'observer une épidémie de leucorrhée dans une petite ville de France où il y eut plus de soixante personnes des deux sexes, et de tous âges, atteintes de flueurs-blanches , sans aucun soupçon d'infection vénérienne.

La constitution atmosphérique la plus remarquable que l'on trouve dans les auteurs , est celle de 1702 , pendant laquelle on vit à Breslaw une leucorrhée qui régnoit épidémiquement avec différens catarrhes. Les médecins de Breslaw en ont donné la description dans les *Ephémérides des curieux de la nature* : elle m'a paru assez intéressante pour que j'en donne ici un extrait.

---

(1) *Disposit. aux malad. chron.*
(2) Decad. 2 *Acta med.* Beroli , vol. III et IV.
(3) *Journal de médecine* de Roux.

Constitution atmosphérique de 1702, pendant laquelle il régna à Breslaw une leucorrhée épidémique.

Janvier . . . . Février . . . . Mars	Fréquentes vicissitudes atmosphériques. Froid de peu de durée. Pluies presque continuelles. Neiges qui fondoient aussitôt après leur chûte. Vents fréquens et variés.
Avril	Froid, pluvieux, nébuleux, vents presque continuels.
Mai	Mêmes variations d'abord, ensuite quelques beaux jours, puis grand vent, ensuite pluie, enfin jours sereins.
Juin	Pluvieux, nébuleux au commencement. Fréquens orages, tonnerre, tempêtes au milieu. Pluies excessives à la fin.
Août	Vents fréquens d'abord. Pluies continuelles et abondantes ensuite. Orages, et temps très-variable sur la fin.
Septembre	Pluies abondantes d'abord. Vents fréquens ensuite.

Nota. Pendant ces trois derniers mois les variations de chaud et de froid furent très-fréquentes.

Octobre . . . . Novembre . . . . . . Décembre	Ne diffèrent guère des autres mois.

Dans les diverses années qui ont présenté des leucorrhées épidémiques, les embarras et les fièvres gastriques furent fréquens, et c'étoit une cause de plus qui renforçoit l'influence de la constitution atmosphérique.

Les mois de brumaire, frimaire, nivose et pluviose de cette année-ci (neuvième de la République), ressemblent à Paris, aux trois premiers de 1702 observés à Breslaw. Les médecins praticiens auront sans doute observé si la même constitution a donné lieu à des maladies semblables.

11°. *Chaufferettes.*

Le citoyen Chambon de Montaux regarde l'usage des chaufferettes comme propres à favoriser les leucorrhées, et comme une des causes qui les rendent si communes en Belgique.

12°. *Vêtemens.*

Les vêtemens agissent sur les individus, non-seulement en diminuant les effluves cutanés, par l'obstacle qu'ils opposent au contact immédiat de l'air, et suivant qu'ils sont plus ou moins bons conducteurs du calorique, mais même par la manière dont ils s'appliquent sur le corps, et par les pressions irrégulières qu'ils exercent sur certaines parties. Ainsi les jupons des femmes serrés avec des cordons autour du ventre, qui en soutient tout le poids, me semblent disposer aux fluéurs-blanches par la pléthore utérine qui résulte d'une compression qui gêne le retour des fluides. Dans quelques femmes, cette cause m'a paru entretenir des leucorrhées ; dans celle de l'observation 53 (*Rec.*), j'ai vu manifestement cette maladie diminuer en faisant suspendre à ses épaules, avec des bretelles, deux ou trois jupons qu'elle serroit avant avec des cordons autour de son ventre.

Guill. Woodhouse regarde l'usage des corps à baleines (en anglais *stays*) comme une des causes qui rend les leucorrhées endémiques en Angleterre.

13º. *Abus des bains.*

L'usage des bains qui entretient la souplesse , et favorise les fonctions de la peau , devient , suivant la remarque de Felix Plater , une cause disposante des flueurs-blanches , lorsqu'on le fait dégénérer en habitude.

14º. *Alimens.*

Rodericus à Castro , Fred. Hoffman , Daniel Sennert, Jac. Primerose , et beaucoup d'autres , ont remarqué que les nourritures lactées , légumineuses , farineuses , surtout les coquillages , les poissons de marais , l'abus des fruits d'été , favorisoient beaucoup et entretenoient les leucorrhées. Cette remarque paroît s'accorder avec ce qu'ont observé les médecins staticiens ; c'est-à-dire que ces alimens diminuent les effluves cutanés. Si l'observation est exacte , il est facile de concevoir comment l'usage de ces alimens peut contribuer à entretenir , à augmenter , à produire même ces maladies.

Muray (1) a remarqué que l'usage des grenouilles (*rana temporaria* Linnæi), et de la bière nouvelle donnoit quelquefois lieu à des leucorrhées ; il n'est pas rare de voir la bière produire cet effet, même sur l'homme, surtout lorsqu'elle n'est pas aromatisée par le houblon ,

______

(1) *Opuscula.*

à moins qu'on aide à la digérer par une petite dose de liqueur alcoolique.

Guillaume Pison (1) attribue la fréquence des flueurs-blanches dans le Brésil à l'usage excessif que les femmes font des fruits d'été , des limonades et des bains.

Dolæus (2) regarde l'abus des assaisonnemens acides comme une des causes qui entretiennent la fréquence des leucorrhées en Belgique.

Fel. Plater et Dan. Sennert ont observé que les femmes qui faisoient un usage habituel des boissons tièdes avoient souvent des flueurs-blanches ; ils font la même remarque au sujet des purgatifs.

15º. Transpiration supprimée.

Suivant Sanctorius, Kell , Gorther , Dodart, lorsque la transpiration insensible est retenue , elle est suppléée par quelqu'autre évacuation sensible , et si cela n'a pas lieu , elle devient une source féconde de cachexies , de fièvres , de flueurs-blanches. Il est des femmes qui ont tous les matins des sueurs très-abondantes , et en même temps des écoulemens leucorrhoïques considérables : telle étoit Annete Bile à la Salpêtriere , lit nº. 240 , au mois de brumaire.

Baillou et Hoffman disent que les femmes qui ont des catarrhes habituels sont très - sujettes aux flueurs-blanches. Ce dernier remarque que celles qui ont un écoulement catarrhale habituel par les narines , sont

____

(1) De morb. brasili. cap. 17.
(2) Encyclopedia medica.

prises

prises de flueurs-blanches , si ce flux s'arrête , à moins
que les menstrues ne viennent à couler sans effort et en
certaine quantité.

16⁰. *Dérangemens des menstrues.*

J. Juncker et Geor. Ph. Nenter , tous deux élèves de
Stahl , ont observé que les flueurs-blanches étoient très-
fréquentes dans les femmes mal réglées ; c'est effective-
ment une des causes les plus communes (1).

17⁰. *Non-allaitement.*

Astruc dit que les femmes qui ne nourrissent pas
leurs enfans , ou qui les sèvrent trop tôt, sont plus exposées aux flueurs-blanches que dans les circonstances contraires. C'est à cette cause qu'étoit due la leucorrhée de la
femme de l'observation 21ᶜ.

18⁰. *Vie sédentaire.*

La vie sédentaire dispose singulièrement aux flueurs-
blanches ; cette cause est très-commune dans les grandes
villes , comme l'observe Forestus , sur-tout lorsqu'elle
se joint à l'intempérance. Astruc dit que les femmes
voraces et paresseuses , celles d'une constitution foible
et délicate ou qui ont souffert de longues maladies , s'il
se joint des causes défavorables à leur rétablissment ,
sont très-sujettes aux flueurs-blanches. Elles étoient dues

---

(1) 16, 18, 21, 23, 41 , 43 (*Rec.*). 3.
Catarrhe utérin.   F

à une vie sédentaire dans les femmes des observations 21 ,
28 , 51 (*Rec.*) , etc.

Avicenne dit : « *Et hâc ratione (consommatum otium)
mulieres agrestes rarissimè tentantur hoc morbo : tentantur
nobiliores ob nimium otium* ». Rolfinkius les fait dépendre,
dans ce cas , du ralentissement des sécrétions et excrétions (1).

19°. Exercices trop pénibles.

De même qu'une vie sédentaire , des travaux trop pénibles disposent aux flueurs-blanches suivant Paul d'AE-
gine (2) : ces deux causes agissent l'une et l'autre comme
débilitantes.

. . . . *Ut et otia* . . . .
Attenuant juvenum vigilatæ corpora noctes (3).

Un trop long sommeil , comme des veilles prolon-
gées , agissent de même que les deux causes que nous
venons d'examiner.

20°. Écarts dans le régime.

Les écarts dans le régime ont une très-grande influence
dans la disposition aux leucorrhées , comme le remarque
Forestus (4) : « *Leucorrhœa enim vel maximè his accidit,
quæ pravâ vivendi ratione utuntur , luxuosâ quidem , sed
minimè exercitatâ : unde et nunquam visæ agrestes mulieres*

---

(1) *Ordo et method. med.* cap. 27.
(2) Lib. III , cap. 23.
(3) Marcell. Pallingenius, *Zodiacus vitæ.*
(4) *De morb. mulier.* in scholio ad observ. 20.

id profluvium pati , sed urbanæ , et inter eas quæ sunt magis muliebri habitu , et quæ sedentariam vitam perpetuò degunt. »

21°. *Dérangemens des digestions.*

Avicenne fait entrer les fréquentes indigestions au nombre des causes disposantes des flueurs-blanches , et il dit , par une application générale : *cruditates sunt omnium morborum matres.*

La débilité du système gastrique qui en résulte , a moins occupé les médecins dans la recherche des causes disposantes que la dépravation des sucs qui abordent vers la matrice ; mais cette dépravation ne doit-elle pas être regardée , avec Hoffmann , comme un effet secondaire dépendant de l'inertie générale à laquelle participe la matrice ?

Les leucorrhées des malades des observations 46 et 47 survinrent, dans l'une, à des dérangemens d'estomac qui duroient depuis un an , dans l'autre depuis sept : le rétablissement des digestions dissipa les flueurs-blanches , et rappela la santé.

Celle de l'observation suivante étoit due aussi au dérangement des digestions , quoique Raulin l'attribue à un anévrisme de la carotide , et que Truka y voie aussi la même cause (1).

9e *Observat.* Une dame de 3o ans avoit , depuis neuf mois , un très-gros anévrisme de la carotide gauche avec

______

(1) Raulin, *Traité des fleurs blanches*, t. I.

pulsations , et autres symptômes de cette maladie. Il y avoit outre cela un gonflement douloureux et une tension du col qui s'étendoit en patte d'oie jusque vers l'omoplate : elle étoit si gênante que la malade ne pouvoit tourner la tête , ni la mouvoir sur le côté affecté ; il s'y joignit de la langueur , de l'inquiétude et des agitations pendant le sommeil ; les digestions se dérangèrent , et il survint une leucorrhée avec des douleurs dans l'uterus , et plusieurs autres incommodités qui ne laissoient point de repos à la malade. Elle fit inutilement beaucoup de remèdes pendant dix-huit mois. Enfin Raulin fit faire de fréquentes saignées , prescrivit une diète légère , un peu d'exercice , les bains tièdes , et les frictions sèches par tout le corps , les délayans , les légers apéritifs , les eaux martiales; il fit appliquer sur la tumeur des cataplasmes de pervenche et de solanum. Au bout de six mois , l'anévrisme disparut , tous les symptômes se dissipèrent, la leucorrhée s'arrêta , et la malade jouit pendant long-temps d'une parfaite santé.

Je demande si Raulin ne pourroit pas s'être trompé sur le diagnostic de cette maladie (l'anévrisme) , et si la pulsation peut suffire pour la caractériser. On sait que plusieurs fois le mouvement imprimé par une artère considérable à une tumeur située dans son voisinage , en a imposé , et fait croire à un anévrisme. Ainsi , sous ce point de vue , je pense que Raulin a pu commettre cette erreur ; quant à la leucorrhée qu'il regarde comme due à l'anévrisme , l'erreur ne me semble pas moins évidente : d'abord il est difficile de concevoir qu'une maladie purement locale puisse avoir quelqu'influence dans la production d'une leucorrhée. N'est-ce pas plutôt à l'état de langueur, d'inquiétude, d'agitations pendant le sommeil, au dérangement des digestions, qui survinrent, qu'il seroit plus raisonnable de la rapporter ? Cela me paroît hors de doute.

10e. *Observat.* Une dame de vingt-six ans (1) avoit eu des couches heureuses ; quelques jours après, ses digestions se dérangèrent, il survint des pertes blanches qui causèrent trois fausses couches consécutives. On rétablit les digestions ; les flueurs-blanches cessèrent, et elle accoucha ensuite heureusement. Depuis ce temps-là, toutes les fois que les digestions se dérangent, il lui survient des flueurs-blanches, qui cessent dès que les digestions se rétablissent.

Article II.

Causes morales.

Les influences du moral sur le physique sont incontestables ; on ignore par quel mécanisme cela s'exécute, mais les effets n'en sont pas moins connus. Quelquefois ces effets se manifestent aussitôt après les impressions reçues, comme dans les observations 39, 40..... Dans ce cas, la cause est déterminante. D'autres fois elles agissent à la longue sur toute l'économie de l'individu ; et ce n'est qu'au bout d'un temps plus ou moins

______

(1) Raulin, *Traité des fleurs blanches*, t. I.

long que les effets se manifestent : alors la cause est disposante.

Affections tristes de l'ame.

Toutes les affections vives de l'ame , mais sur-tout les affections tristes, peuvent disposer aux leucorrhées : c'est ainsi que les femmes des observations , 15 , 43 , 51 , 52 (*Rec.*) . . . . furent prises de flueurs-blanches après des chagrins prolongés, ainsi que celles des observations suivantes :

Une dame de 41 ans , d'un tempérament bilieux et très-vif, étoit agitée depuis long-temps par des passions, des traverses, des contrariétés ; elle ne put pas remplir ses projets ; elle maigrit considérablement ; ses fonctions se dérangèrent : il lui survint des flueurs-blanches dont elle fut alarmée. Elle consulta Raulin , qui conseilla les bains de Plombières ; elle les continua pendant un mois, et l'écoulement cessa. (1)

11e *Observat.* Mercurialis (2) parle d'une jeune demoiselle qui fut prise d'une leucorrhée à la suite de chagrins violens auxquels elle s'étoit livrée pendant long-temps.

12e. *Observat.* Une jeune dame , citée par le même auteur (3) , avoit souvent éprouvé de grands chagrins;

---

(1) Les bains de Plombières ont à peu près la propriété de ceux d'eau commune, d'après l'analyse de Monnet. (Voyez *Journ. de med.* août 1770 , p. 143.

(2) Tom. III, consilium 117.

(3) Consultatio 34 , t. II.

il lui survint des flueurs-blanches , une chûte de matrice , un prurit très-incommode de cet organe. Elle étoit habituellement constipée.

Le citoyen Doussin Dubreuil (1) en cite un exemple dans une femme de vingt-quatre ans, et un autre dans un homme de quarante ans. Je pourrois les multiplier beaucoup plus : on peut donc compter au nombre des causes disposantes des flueurs-blanches la tristesse , dont les effets sont si bien peints dans ces vers de Pallingenius :

> *Stomachus crudescit, visus hebescit,*
> *Et palor venit, et macies et acerba senectus;*
> *. . . . . Nam macerat artus,*
> *Deformatque ipsum corpus , canosque capillos*
> *Ante diem reddit mœror . . . .*

§. III.

Causes déterminantes.

Article I.

Causes physiques.

Les causes déterminantes sont celles qui manifestent leurs effets à une époque peu éloignée de leur application; ces causes sont très-multipliées : je vais les parcourir dans le même ordre que j'ai suivi pour les causes disposantes.

____

(1) *Traité de la gonorrhée bénigne.*

1°. *Changement de climat.*

Bajon (1) a remarqué que les Européennes transportées à Cayenne sont plus sujètes aux leucorrhées que les naturelles du pays, et même que-les créoles. Il attribue cette maladie aux dérangemens de la menstruation trèscommuns aux femmes qui y abordent. Les flueurs-blanches succèdent toujours à ces dérangemens. Au retour de chaque période menstruelle, le flux leucorrhoïque prend une petite teinte rougeâtre qui dure peu de temps ; alors l'augmentation du flux paroît suppléer aux menstrues.

Les écoulemens vénériens y sont très - fréquens, et souvent confondus avec les flueurs-blanches, parce que, dit Bajon, les caractères différentiels sont peu saillans.

2°. *Corps étrangers situés dans la matrice, le vagin.*

La présence d'un corps étranger dans l'uterus ou dans le vagin a souvent déterminé des leucorrhées : ainsi, après l'accouchement, une portion de placenta qui séjourne dans l'uterus, ou bien le fœtus tout entier qui n'a pu être expulsé par les contractions de la matrice lorsque le travail s'est déclaré, peuvent occasionner des leucorrhées. Telle fut la cause de celle qui fait le sujet de l'observation 38.

L'observation 217e de Moriceau est un exemple de

______

(1) *Journal de médecine.*

flueurs-blanches produites par l'application d'un pessaire de cire jaune.

13e *Observat.* Cornelius Trioën (1) parle d'une dame qui, s'étant fait introduire un pessaire dans le vagin pour remédier à une chûte de matrice, fut prise quelques jours après d'une leucorrhée très-abondante, par fois sanguinolente. L'écoulement devint ensuite si fétide, et l'instrument si incommode, que cette femme se décida, au bout de sept ans, à partir pour Leyde pour le faire extraire. L'écoulement, qui avoit été continuel depuis son application, s'arrêta peu de temps après qu'on eut retiré l'instrument.

14e *Observat.* Trnka (2) rapporte, d'après Weikard, qu'une jeune fille s'étant introduit dans le vagin un morceau d'éponge qui s'étoit extrêmement gonflé en peu d'heures, eut, plusieurs jours après, une leucorrhée très-fétide, avec des ardeurs d'urines et des symptômes frappans de gonorrhée virulente (dit l'auteur). L'écoulement cessa par l'extraction de l'éponge.

3°. *Coïtion, masturbation.*

Riedelinus et Tissot (3) mettent les flueurs-blanches au nombre des maladies qui dépendent de la masturbation ; ils en citent l'un et l'autre plusieurs exemples.

Il en est de même de la coïtion, dont l'abus pro-

---

(1) *Fasciculus observation.*
(2) *Hist. leucorr.*
(3) *Lineæ medicæ. — Onanisme.*

duit la même maladie. En voici un exemple de Silvaticus (1).

15e *Observat.* Une dame de vingt-cinq ans, très-saine,
s'étant mariée, et ayant commis des excès en amour,
fut prise d'une leucorrhée très-irrégulière, de douleurs
dans les lombes, les cuisses, les pieds, d'un météorisme
avec borborygmes et d'une strangurie, et elle resta stérile.

Les observations suivantes sont encore des exemples
de leucorrhées produites par l'abus du coït.

16e *Observat.* Une fille de vingt-cinq ans (2), très-
amoureuse, se maria et commit des excès en amour
au commencement de son mariage ; elle éprouva une
espèce d'irritation dans les organes sexuels. L'écoulement menstruel, qui n'eut pas lieu, produisit plusieurs
accidens. On prescrivit les bains, les sangsues, les
antispasmodiques : les règles reparurent et l'inflammation utérine cessa. Peu de temps après les règles s'arrêtèrent, et il leur succéda une leucorrhée très-abondante, avec des phénomènes particuliers. La matière
de l'écoulement étoit d'une teinte verdâtre, et produisoit
un grand prurit dans le vagin ; la matrice étoit au second
degré de sa chûte. La malade éprouvoit une vive
douleur dans les approches conjugales. Elle fut examinée
avec soin par un accoucheur, qui ne trouva point d'engorgement au col utérin : le vagin étoit fongueux ; le
corps de la matrice avoit acquis, par l'effet de l'inflam-

____

(1) Centuria 4, n° 39.
(2) *Cours de pathologie* du professeur Pinel.

mation, une épaisseur considérable (comme cela a lieu, dit l'auteur de cette observation, dans les inflammations des membranes muqueuses) ; le bas-ventre étoit douloureux, avec un sentiment de pesanteur à la région hypogastrique. L'écoulement étoit dans un état intermédiaire entre le séreux et le purulent, tel que dans le skirrhe utérin.

17e *Observat.* Une autre femme très-galante avoit une leucorrhée avec un skirrhe commençant du col utérin ; on lui conseilla de modérer ses desirs vénériens, auxquels on en attribuoit la cause : elle ne consentit point de se rendre à cet avis, et finit par périr dans des douleurs affreuses (1).

4°. *Frictions mercurielles.*

Une jeune dame qui n'avoit jamais eu de flueurs-blanches, en eut de très-peu abondantes à la suite de fortes frictions mercurielles. Cet écoulement dura pendant huit jours (2).

5°. *Eau.*

Raulin attribue à la qualité des eaux de Vienne en Autriche les flueurs-blanches dont furent atteintes deux dames françaises, qui n'en guérirent qu'à leur retour à Paris.

---

(1) *Cours de pathologie* du citoyen Pinel.
(2) Observation communiquée par un de mes confrères, le citoyen Authenac.

6°. *Eaux minérales.*

Sennert a vu des flueurs-blanches survenir immédia-tement après l'usage des eaux minérales, sans autre cause connue que leur usage.

7°. *Lait.*

Stahl (1) a vu de jeunes personnes qui n'avoient eu des flueurs-blanches depuis long-temps, et qui en eurent après avoir pris du lait. *Nota mihi sunt exempla,* dit-il, *puellas interdùm satis diù à fluxu albo curato mansisse immunes, ut primùm verò lac sumpsére, continuò recidivam fuisse passas.*

La leucorrhée de la femme qui fait le sujet de l'observation 47, augmentoit chaque fois qu'elle mangeoit beaucoup de lait.

8°. *Substance indigeste.*

Trnka a vu une jeune fille atteinte d'une leucorrhée pour avoir avalé une portion d'un emménagogue très-âcre, qu'elle disoit être une balle.

9°. *Différens virus.*

Différens virus, tels que le *syphilitique,* le *dartreux,* l'*arthritique,* le *scrophuleux,* peuvent, en se portant vers l'uterus, déterminer des flux leucorrhoïques. Les exemples de ceux déterminés par le virus syphilitique

____

(1) *Collegi. casuale magn.* p. 675.

sont excessivement multipliés. Il n'en est pas de même des autres, auxquels les auteurs ont en général trop peu donné d'attention, et que l'on a toujours regardés légèrement comme vénériens. Le citoyen Swédiaur (1) me paroît avoir le premier établi le doute sur la nature de ces flux, et c'est d'après lui que Murray a fait quelques recherches sur le vice arthritique, dont il a inséré les résultats dans ses *Opuscules*, sous ce titre : *De materiâ arthriticâ ad verenda aberrante*. Il y rapporte les trois observations suivantes, d'après Clerk, auteur anglais.

18e *Observat.* Une femme qui avoit eu des flueurs-blanches légères, éprouvoit des douleurs et du gonflement au gros orteil d'un pied : elle le frotta avec de l'alcool ; la douleur arthritique se porta au dos. La malade appliqua son remède sur le nouveau siége de la maladie : outre les nausées, les vomissemens et autres souffrances, elle eut une strangurie rebelle qui ne cessa que lorsque les genoux furent affectés par la douleur arthritique, qu'il fut impossible de rappeler vers l'orteil.

19e *Observat.* Outre d'autres signes d'une goutte anomale, une femme éprouvoit par intervalles une strangurie pendant laquelle ses souffrances se dissipoient ou étoient calmées.

20e *Observat.* Une troisième femme eut pendant plusieurs années quelques légers accès de goutte, qu'elle dissipoit en plongeant ses pieds dans l'eau froide. Des

---

(1) *Traité des maladies vénériennes.*

spasmes et d'autres affections de l'estomac, une légère strangurie, furent enfin les suites de cette imprudence, et la malade resta sujette aux flueurs-blanches.

Il y avoit aussi à la Salpêtrière, lit n° 246, au mois de fructidor an 8, une femme qui fut prise d'une leucorrhée par métastase arthritique. Je crois que l'observation en a été recueillie par le citoyen Pinel.

Quant au vice dartreux, je ne connois point d'observations exactes de leucorrhées produites par son transport sur les voies de la génération. Quoique l'on ait des exemples de suppressions de leucorrhées ou de menstrues suivies d'éruptions herpétiques, je ne connois aucun fait qui mette la chose hors de doute, malgré que Raymond regarde le flux leucorrhoïque de l'observation 63 comme une métastase dartreuse.

Je n'ai trouvé qu'une seule observation de leucorrhée produite par le vice scrophuleux ; elle est tirée de Pomme (1) : la voici. Une dame de vingt-cinq ans avoit un dérangement des menstrues ; après ce flux périodique il survenoit un sentiment de pesanteur dans la matrice, un écoulement lymphatique acrimonieux, qui faisoient craindre l'ulcère utérin. Un accoucheur s'assura par le toucher que le col de l'uterus étoit gorgé et douloureux. Son prognostic effraya bien davantage la malade. On chercha la cause du mal, et on la trouva dans le vice scrophuleux par des symptômes non équivoques. On commença par calmer les symptômes spasmodiques au moyen du bain tiède; on employa ensuite la cigüe. La malade

____

(1) *Traité des affections vaporeuses*, in-4°, p. 425.

en fit usage pendant six mois avec tant de succès, qu'elle fut parfaitement guérie.

10°. *Dérangemens des menstrues.*

En général, les dérangemens des menstrues agissent à la longue comme dans les observations indiquées aux causes disposantes, parmi lesquelles il faut alors les placer; mais quelquefois ces dérangemens ont un effet plus prompt (1) : on doit alors les regarder comme causes déterminantes. C'est ainsi qu'une femme dont parle Raulin (2), après une menstruation excessive, fut prise de flueurs-blanches, et finit par périr dans le marasme.

On lit, dans les *Éphémérides des curieux de la nature* (décurie 3, an 5), l'observation d'une dame chez qui une hémorrhagie utérine alternoit avec sa leucorrhée.

11°. *Non-allaitement.*

Après l'accouchement il se fait une sécrétion de lait qui doit servir à allaiter l'enfant. Si cette évacuation ne se fait pas à mesure que la sécrétion s'opère, il en résulte une pléthore dans les seins qui ne font qu'en rendre une petite quantité, et comme par regorgement; ils se tuméfient, deviennent très-douloureux, s'abscèdent quelquefois, et donnent issue par plusieurs ouvertures à du lait grumelé; celui qui ne peut s'échapper est résorbé.

---

(1) 12, 33, 44, 47 (*Rec.*). 39, 51.
(2) *Traité des fleurs blanches*, t. I, p. 219,

La sécrétion diminue alors en proportion de la dépense qui se fait du fluide sécrété ; la sécrétion cesse bientôt tout-à-fait, et il s'ensuit une pléthore générale qui ne tarde pas à se borner à l'uterus, avec d'autant plus de raison que l'état de grossesse et le travail de l'accouchement ont disposé les vaisseaux de cet organe à admettre une grande quantité de fluide, et c'est de cette pléthore que résultent les leucorrhées si fréquentes chez les femmes qui n'allaitent pas , ou les abcès, les inflammations de quelques autres parties. C'est ce qui arriva dans les femmes des deux observations suivantes (1) :

21e *Observat.* Une femme robuste, bien constituée, s'étant accouchée heureusement, et n'ayant pas voulu allaiter son enfant, eut des lochies très-abondantes qui ne cessèrent pas ; elles se changèrent seulement en un écoulement d'une autre nature, entretenu par le reflux du lait. Enfin, au bout de trois mois, l'écoulement étoit sensiblement chyleux (dit l'auteur de cette observation), et il y avoit une tension douloureuse de l'estomac, perte d'appétit ; les digestions étoient laborieuses, la malade très-maigre. Dès le deuxième mois elle avoit une toux fréquente, sèche d'abord, ensuite humide, qui alloit en augmentant ; il survint de la fièvre et des sueurs nocturnes. Tout annonçoit une phthisie au deuxième degré.

12°. *Métastase purulente.*

22e *Observat.* Une autre, très-robuste aussi, refusa

----

(1) *Traité des fleurs blanches*, t. I, p. 340 et 341.

de

de nourrir son enfant après un accouchement heureux ; il se forma à la cuisse un gonflement métastatique laiteux, douloureux et très-considérable ; les tumeurs métastatiques étoient inégales, tuberculeuses, et occupoient sur-tout la face interne de la cuisse ; elles étoient très-dures, enflammées, et par le toucher on reconnoissoit un amas remarquable de matière. La malade avoit de la fièvre. On parvint à résoudre ces tumeurs ; mais dès ce moment cette femme éprouva une leucorrhée très-abondante.

23e *Observat.* Schenkius parle d'une religieuse qui avoit depuis long-temps des ulcères aux seins ; elle eut une leucorrhée dès que ces ulcères cessèrent de donner du pus.

La femme de l'observation 15 (*Rec.*) avoit aussi des flueurs-blanches toutes les fois que les ulcères et cautères qu'elle avoit cessoient de suppurer.

13°. *Coryza supprimé.*

24e *Observat.* Ant. Storch rapporte l'observation d'une femme chez qui les flueurs-blanches alternoient avec un coryza. Les flueurs-blanches paroissoient lorsque le catarrhe nazal s'arrêtoit.

25e *Observat.* Riedelinus dit qu'une femme avoit depuis deux mois un coryza qui couloit si abondamment qu'elle étoit obligée de se moucher à tout moment, et que la nuit elle craignoit d'en être suffoquée en dormant. Le soulagement qu'elle avoit éprouvé de

Catarrhe utérin.   G

l'usage du mastich, l'engagea à en augmenter la dose. Le coryza se supprima, et fut aussitôt remplacé par un flux leucorrhoïque excessif, si âcre que les parties génitales en furent excoriées et qu'il en résulta de grandes douleurs. L'usage de la térébenthine guérit le flux leucorrhoïque.

26e *Observat.* Une autre (1) éprouvoit par intervalles des maux de tête et un sentiment de chaleur à sa partie antérieure, sur-tout après ses règles. Elle avoit quelquefois des flueurs-blanches qui paroissoient lorsque son coryza s'arrêtoit ; d'autres fois elles couloient en même temps que le coryza.

27e *Observat.* Une jeune fille de quatre à cinq ans (2), après la suppression d'un coryza très-violent, et d'une fluxion sur tout le visage et la tête, par l'usage des fumigations, fut atteinte d'une leucorrhée qui dura environ deux mois. Les narines étoient sèches ; l'enfant y éprouvoit une ardeur et un prurit qui l'obligeoient à y porter fréquemment les doigts.

Schneider (3), qui a donné un long traité sur les catarrhes, a remarqué que les flueurs-blanches succédoient fréquemment au coryza supprimé.

Vidus-Vidius, Franç. Pedemontius, ont aussi observé que les femmes sujettes aux affections catarrhales étoient quelquefois prises de flueurs-blanches quand ces catarrhes s'arrêtoient.

____

(1) Ugo Senensis.
(2) Scharschmidt, cité par Truka.
(3) *De catarrhis.*

Montanus a dit à ce sujet : *Quæ patiuntur menstrua alba, ferè semper habent catarrhos.*

La femme de l'observation 71 avoit une leucorrhée dont la quantité étoit toujours inverse de celle d'un coryza qu'elle avoit habituellement.

14°. *Expectorations supprimées.*

Raulin a vu des flueurs-blanches être la suite de la diminution ou de la suppression d'expectorations séreuses anciennes et très-abondantes (1).

28ᵉ *Observat.* Trnka rapporte, d'après Thompson, qu'une femme cachectique eut, après une aménorrhée, une expectoration muqueuse très-abondante ; l'expectoration s'arrêta, et il lui succéda une leucorrhée. Le même auteur dit avoir vu plusieurs cas d'évacuation morbifique produire des flux métastatiques vers l'uterus.

15°. *Vomissemens supprimés.*

29ᵉ *Observat.* R.-à Fonseca (2) parle d'une dame de cinquante ans, d'un tempérament lâche et pléthorique, adonnée aux plaisirs et à l'oisiveté, qui étoit sujette à de fréquens vomissemens : ils s'arrêtèrent et furent remplacés par une leucorrhée très-incommode qui paroissoit tous les mois. La matière étoit d'une couleur blanche azurée, et produisoit de l'ardeur.

---

(1) *Traité des fleurs blanches*, t. I, p. 329.
(2) *Consultat. med.* t. I, consultat. 21.

16°. *Flux hémorrhoïdal supprimé.*

Klein (1) et Murray (2) ont plusieurs fois observé que la suppression du flux hémorrhoïdal donnoit lieu aux leucorrhées. Brendelius et G. Conrad Wolfius ont fait la même remarque, et en ont tiré le sujet de deux thèses intitulées, *De hæmorrhoidibus interceptis morbos verendorum aphrodisiacos simulantibus.* Goëttingue, 1744.

Le flux hémorrhoïdal supprimé a quelquefois donné lieu à des flueurs-blanches, comme on vient de le voir; mais même celles-ci ont été entretenues par la présence de tumeurs hémorrhoïdales. En voici un exemple tiré d'un ouvrage intitulé, *Fasciculus observation. clinicarum.* Varsoviæ.

30°*e* *Observat.* Deux femmes avoient des flueurs-blanches entretenues par des hémorrhoïdes internes très-profondes du rectum; les bains émolliens, les vapeurs d'eau chaude, dissipèrent les tumeurs hémorrhoïdales, et les flueurs-blanches cessèrent de couler.

17°. *Sueurs des pieds supprimées.*

31°*e* *Observat.* Une femme de trente ans (3), d'un tempérament sanguin-mélancolique, fut prise, pendant sa grossesse, d'une leucorrhée qui diminua et disparut ensuite à l'apparition d'une sueur très-fétide des pieds.

---

(1) *Interpres clinicus.*
(2) *De materiâ arthri. ad verenda aberrante.*
(3) *Acta nat. curios.* vol. VIII, observ. 38.

Elle la supporta pendant quelque temps, mais avec tant de peine qu'elle importunoit son médecin pour la lui arrêter. Celui-ci motiva son refus sur plusieurs raisons. La malade supporta encore ses sueurs pendant quelque temps. Enfin, sur le conseil de quelques femmes, elle appliqua sur ses pieds des feuilles d'aulne pour arrêter cette excrétion incommode : elle y réussit. A peine les sueurs des pieds furent-elles supprimées, que la leucorrhée reparut. Elle appela un médecin pour guérir ses flueurs-blanches. Celui-ci ayant prescrit les alexipharmaques, les préparations de succin et les laxatifs, fit ensuite faire des frictions irritantes sur les pieds : la leucorrhée disparut, et fut remplacée par les sueurs des pieds, qui continuèrent de suppléer au flux leucorrhoïque.

18°. *Saignées habituelles négligées.*

32ᵉ *Observat.* Furstenau (1) rapporte qu'une femme septuagénaire, accoutumée aux saignées habituelles et aux ventouses scarifiées, ayant négligé cette coutume à cause de son âge, fut atteinte d'un flux utérin continuel, très-copieux, de différentes couleurs, avec quelques stries de sang, et très-fétide. La malade éprouvoit de vives douleurs au dos, des nausées, du dégoût pour les alimens, une lassitude générale, etc. On employa les purgatifs, les toniques ; l'appétit et les forces se rétablirent, l'écoulement devint blanc et homogène. Les

______

(1) *Acta nat. curios.* vol. IX, observ. 96.

G 3

scarifications auxquelles on recourut, rappelèrent la vigueur, et la leucorrhée cessa.

19°. *Disparition de tumeurs.*

Quoique les tumeurs ne donnent pas toujours lieu à des évacuations sensibles, il est probable néanmoins qu'il se prépare à leur intérieur des matières qui doivent être excrétées, soit par les voies naturelles, soit par des ouvertures pratiquées à ces tumeurs. En effet, c'est ainsi que l'on doit considérer les tumeurs placées aux environs des membranes muqueuses, si fréquentes à la tête, et auxquelles on donne vulgairement le nom de *fluxions*. Elles se terminent, ou par des abcès qui s'évacuent en brisant leurs parois, ou par ce que l'on nomme *résolution*. Il est rare que dans l'un et l'autre cas on ne rencontre pas un flux catarrhal de la membrane muqueuse la plus voisine de ces tumeurs ; ce flux ne se termine que lorsque la tumeur a entièrement disparu.

La disparition d'une fluxion qui occupoit tout le visage et la tête de la jeune fille qui fait le sujet de la 27ᵉ observation (*leucorrhées produites par un coryza supprimé*), contribua à déterminer les flueurs-blanches qui survinrent.

Raulin vit paroître des flueurs-blanches à des femmes qui avoient des fluxions à la tête et au visage, aussitôt que ces tumeurs se furent dissipées.

Le ramollissement et la disparition successive des tumeurs cancéreuses des deux seins d'une fille de dix-huit ans, donna lieu à un écoulement leucorrhoïque qui cessa entièrement lorsque les tumeurs des seins eurent disparu (1).

20°. *Fièvres.*

La disparition de certaines fièvres a été quelquefois suivie de flueurs-blanches que l'on peut, avec Raymond (2), regarder comme *critiques.*

21°. *Fièvre aiguë.*

Savanarolla parle d'une femme qui eut une leucorrhée aussitôt après la disparition d'une fièvre aiguë dont elle étoit atteinte.

G. Ph. Nenter rapporte les deux observations suivantes :

22°. *Fièvre continue.*

33ᵉ *Observat.* Une femme, au commencement de sa grossesse, fut prise d'une fièvre continue assez grave, à laquelle succédèrent des flueurs-blanches très-abondantes, avec une élévation et une dureté remarquables de l'abdomen. Cet écoulement résista à plusieurs remèdes. Cette femme accoucha heureusement, et ses flueurs-blanches disparurent avec ses lochies.

23°. *Fièvre épidémique.*

34ᵉ *Observat.* Une autre femme enceinte fut saisie, vers le quatrième ou cinquième mois de sa grossesse,

______

(1) 99.
(2) *Des maladies qu'il est dangereux de guérir.*

G 4

d'une fièvre épidémique qui régnoit alors ; elle eut des flueurs-blanches diversement colorées, si copieuses, qu'elle étoit obligée de changer plusieurs fois de linge chaque jour. Cet écoulement persista jusqu'à ses couches, qui furent très-heureuses. La fièvre se dissipa à l'apparition de ce flux, que l'on peut regarder comme critique.

24°. *Grossesse.*

Il y a beaucoup de femmes qui n'ont des flueurs-blanches que pendant leur grossesse : telles sont celles qui font le sujet des observations 10, 26 (*Rec.*); 44, 58.

25°. *Avortemens.*

Les avortemens déterminent souvent les flueurs-blanches.

35ᵉ *Observat.* Silvaticus (1) parle d'une femme de trente-cinq ans qui eut, après un avortement, un écoulement utérin d'un blanc verdâtre et livide, avec diminution des menstrues, indifférence pour les hommes et différens symptômes de cachexie. Elle resta stérile.

36ᵉ *Observat.* Une autre (2) eut pendant onze ans une leucorrhée produite aussi par un avortement : elle tomba dans une mélancolie hypocondriaque et le marasme ; elle éprouvoit des palpitations de cœur, et elle resta stérile.

---

(1) *Consultati. et responsa med.* centur. 3, n° 21.
(2) *Ibid.* centur. 4, n° 20.

3$7^e$ *Observat.* R.-à-Fonseca (1) dit qu'une dame vénitienne, après un avortement, fut prise d'une leucorrhée qui dura quatre ans et causa la stérilité.

A ces exemples on en pourroit joindre un grand nombre que l'on verra en parcourant les autres observations de cet ouvrage.

26°. *Accouchement.*

Parmi les causes déterminantes des catarrhes utérins, il en est peu d'aussi fréquentes que le travail de l'accouchement. Les lochies blanches, que l'on pourroit peutêtre jusqu'à un certain point regarder comme une leucorrhée avortant dans le plus grand nombre des cas, ne seroient-elles pas le produit d'une irritation de la membrane muqueuse de l'uterus et du vagin? Ceci paroîtra un paradoxe; mais je suis porté à admettre cette opinion, 1°. parce que l'écoulement des lochies blanches est précédé d'un sentiment d'irritation dans la matrice, qu'il est accompagné d'ardeurs d'urines ; 2°. parce qu'il prend successivement les différentes nuances des flux leucorrhoïques, et qu'il suit en général la marche des catarrhes utérins; 3°. parce que l'écoulement se fait par sécrétion et non par érosion, déchirement de la membrane interne, comme on l'avoit cru; 4°. enfin, parce que, dans le cas de leucorrhées par *suites de couches*, il n'y a aucune interruption entre ce que l'on appelle

______

(1) *Consultat. med.* t. **II**, consultatio 53.

les lochies blanches et le flux leucorrhoïque (1). (Voyez les observations 22, 25 (*Rec.*); 2, 4, 60, 71, 77.)

Quoi qu'il en soit, il n'est pas douteux que les accouchemens difficiles ne soient une cause déterminante très-commune des leucorrhées; car les femmes et les filles qui n'ont point eu d'enfans à l'Ile-Bourbon, ont rarement des flueurs-blanches, tandis qu'il est rare que celles qui y ont enfanté n'en soient pas atteintes. Le docteur Couzier, qui a habité cette île, attribue la fréquence de cette maladie aux mauvaises manœuvres des sages-femmes pendant l'accouchement.

Les recherches et l'extraction du placenta sont au-

---

(1) On ne peut cependant se borner à considérer les lochies comme le seul produit de la phlegmasie de la membrane muqueuse de l'uterus; car, si cette phlegmasie donne en partie lieu à l'écoulement, le dégorgement de la matrice n'y contribue pas moins, et de cette double cause résulte un écoulement sanguinolent et séro-muqueux. D'ailleurs, suivant Doublet (*Traité de la fièvre puerpérale*) « l'exsudation puri-» forme ne doit être considérée dans les lochies que comme passagère, » tandis que l'humeur laiteuse est celle qui est la source principale » et constante des lochies ». On ne peut donc pas douter, dit cet auteur, que les lochies ne soient salutaires en détournant une portion de l'humeur laiteuse, et que la suppression de cette excrétion critique ne puisse causer des accidens funestes, comme Hippocrate l'avoit observé : « *Quibus è partu albâ quidem cum febre substiterint , tum surditas et vis acerba doloris in latus irrepserit, insaniunt desperanter.* » (*De morb. mulieb.* coac. 15.) L'histoire 4 de ses épidémiques confirme cette sentence. La voici :

Observ. *In thaso uxorem philini puerperam filiœ cum ei purgatio naturaliter processisset ac cœtera bellè haberet, 14 diem partûs agentem, febris cum rigore invasit : quâ ineunte cœpit vexari cordis dolore et hypocondrii. Tùm aderant incommoda muliebrium , quia cessarat purgatio.*

jourd'hui une cause des flueurs-blanches beaucoup plus rare qu'autrefois, parce que l'on connoît mieux les ressources de la nature pour l'expulser.

27°. *Présence d'un fœtus putréfié dans l'utérus.*

38e *Observat.* On trouve, dans la *Bibliothèque de médecine* de Planque, l'observation d'une femme qui, ayant fait trois fausses couches, se mit à un régime pour amener son quatrième enfant à terme. Au neuvième mois, le travail de l'accouchement se déclara sans qu'il se fît aucune dilatation de l'orifice utérin. Il y eut alors des accidens très-fâcheux, fréquentes défaillances, vomissemens continuels, fétidité de l'haleine, froid des extrémités, visage cadavéreux : ces accidens se dissipèrent. Au onzième mois, elle eut une légère perte en rouge ; au douzième elle fut prise de flueurs-blanches accompagnées d'une grande effusion de pus par la vulve : les seins donnoient du lait. Il lui survint de la fièvre, altération des traits de la face ; son corps exhaloit une odeur puante, et elle étoit dans un état de consternation. Les flueurs-blanches et l'écoulement purulent furent très-abondans pendant sept à huit mois ; il sortit ensuite quelques os par la vulve. Il se forma un abcès à l'ombilic, qui donna issue, à différentes époques, à des fragmens de fœtus. Malgré cette terrible maladie cette femme guérit très-bien ; et les flueurs-blanches, qui avoient beaucoup diminué, laissoient l'espoir d'une guérison parfaite.

28°. *Dentition difficile.*

J. Hunter a remarqué que les jeunes filles chez qui la dentition est difficile, sont souvent prises de flueurs-blanches.

29°. *Vers et spasmes intestinaux.*

P. M. Zimmerman (1) regarde les vers et les spasmes intestinaux, sur-tout les ascarides, comme une cause assez commune de leucorrhées. Sans en donner d'exemples, il en cherche la théorie dans l'analogie des sympathies qui existent dans ce cas entre les intestins, les yeux, les narines; il pense que la sympathie existe aussi entre l'uterus et les intestins dont le spasme, se propageant jusqu'aux glandes muqueuses de la matrice et du vagin, détermine une sécrétion plus abondante de fluide, d'où naissent les flueurs-blanches; et cela répond très-bien, dit-il, à l'état hystérique dans lequel sont souvent les leucorrhoïques : *Id quod statu hysterico, quo plerumque inveniuntur, benè respondet. Ascarides autem sicuti incontinentiam urinæ et diabetem gignunt, sic effluxum muci ex glandulis augendo, fluori albo omninò occasionem præbent.*

---

(1) *Dissert. de fluore albo.* Goëttingue, 1788.

Article II.

Causes morales.

En général les causes morales ont un effet lent ; dans ce cas, je les ai rangées parmi les causes disposantes : mais quelquefois elles agissent si promptement, qu'on doit alors les regarder comme déterminantes, ainsi que dans les deux cas suivans.

1°. *Chagrin.*

39ᵉ *Observat.* Raulin (1) parle d'une dame qui fut si affligée de la mort de son mari, que le lendemain elle eut une perte en blanc très-abondante. Il survint une diarrhée qui la calmoit ; mais les flueurs-banches ayant continué de couler, firent périr la malade.

2°. *Frayeur.*

40ᵉ *Observat.* Hagendornius (2) dit qu'une femme ayant eu une frayeur imprévue, fut prise de suite d'une leucorrhée si abondante et si fétide qu'elle causa une grande répugnance à une de ses amies. Quelquefois l'écoulement paroissoit vouloir se supprimer ; mais au retour il étoit d'autant plus abondant. Elle en guérit par un traitement convenable.

---

(1) *Traité des fleurs blanches*, t. I, p. 233.
(2) *Histor. medico-phys.* centur. 2, histor. 87.

Toutes les passions vives peuvent indubitablement déterminer des leucorrhées ; mais cette influence est beaucoup plus manifeste dans les affections tristes de l'ame.

Telles sont les causes disposantes et déterminantes des catarrhes utérins, que me présentent les observations.

CHAPITRE VII.

Terminaisons.

On entend par *terminaison* es derniers phénomènes que présente une maladie, lorsqu'elle est remplacée par la santé, par d'autres maladies ou par la mort.

§. I.

Terminaison par la santé.

Les terminaisons des catarrhes utérins par la santé ont lieu, tantôt sans crise, tantôt avec crise plus ou moins manifeste. Dans le premier cas se placent celles des catarrhes qui ne dépendent que d'un vice local ou de la présence d'un corps étranger, et qui cèdent par la solution de la cause locale : dans le second cas, sont celles des catarrhes dus à un grand changement survenu à l'individu, comme à l'époque de la menstruation, de la grossesse, ou qui tiennent au dérangement de quelque fonction, comme à celui du système gastrique, de différentes sécrétions, et qui se dissipent lorsque l'état de l'individu est changé, ou lorsque les fonctions se rétablissent ; ce qui se fait d'une manière sensible ou insensible.

A R T I C L E I.

Terminaison sans crise.

Les leucorrhées des femmes des observations 13 et 14 (voyez *causes, corps étrangers*) cessèrent par l'extraction du pessaire et de l'éponge qui les avoient occasionnées.

Les leucorrhées entretenues par un vice local disparoissent lorsqu'on parvient à le soustraire, pourvu que les moyens que l'on emploie ne soient pas eux-mêmes une nouvelle cause de leucorrhée. Par exemple, l'extraction des polypes des leucorrhoïques dont parlent Wierus (1) et Mortimer (2), ne guérit pas les leucorrhées ; mais les flueurs blanches de la femme dont il a été question au chapitre des *causes* (voyez *présence d'un fœtus putréfié dans l'uterus*) cessèrent lorsque le fœtus putréfié qui les entretenoit, eut été complétement expulsé.

A R T I C L E I I.

Terminaison avec crise.

1°. *Par première menstruation.*

On a un très-grand nombre d'exemples de jeunes filles qui ayant eu des leucorrhées dès le bas âge, en ont été

---

(1) *Observ. med. rarior.*
(2) *Journal de médecine. t.* III.

guéries

guéries à la première menstruation , tous les remèdes ayant été inutiles jusqu'à cette époque.

41.e *Observat.* G. Ph. Nenter dit qu'une fille de dix ans avoit des flueurs-blanches pour lesquelles on lui avoit fait prendre en vain beaucoup de remèdes : ses règles parurent à douze ans , et les flueurs-blanches cessèrent de couler.

Voici une autre observation de Nic. Pechlin (1) :

42.e *Observat.* Une demoiselle de sept ans eut des flueurs-blanches qui devinrent si habituelles qu'elles résistèrent à tous les remèdes : à dix-sept ans elle fut très-bien réglée ; elle devint si belle et si bien faite , si vigoureuse , qu'elle surpassoit en forces et en beauté toutes les demoiselles de son âge , et ses flueurs-blanches disparurent.

2°. *Par les lochies.*

On a observé que beaucoup de femmes n'avoient de leucorrhées que pendant leur grossesse , et qu'elles disparoissoient après leurs couches. Cette époque est aussi assez fréquemment celle de la terminaison des leucorrhées , qui existent même hors l'état de grossesse (sur-tout pour les femmes qui allaïtent). La femme de l'observation 53 (*Rec.*), qui avoit des flueurs-blanches depuis son plus bas âge , n'en eut plus après ses couches. Elles disparurent aussi à cette époque chez les femmes des observations 33 , 34 , de même que dans les deux suivantes :

____

(1) Lib. I, observat. 34.

Catarrhe utérin.   H

43e *Observat.* Nic. Pechlin dit que la femme d'un avocat, fort cachectique, éprouva, sans discontinuer pendant toute sa grossesse, une perte en blanc, malgré laquelle elle accoucha à terme d'un gros enfant bien portant ; la perte blanche disparut après ses couches (1).

44e *Observat.* Binninger (2) parle d'une femme honnête de Bâle, âgée de trente-sept ans, grosse de plusieurs mois, qui avoit une gonorrhée bénigne ; elle n'avoit éprouvé aucune approche conjugale depuis plusieurs semaines : cinq mois après l'invasion, elle ressentit dans l'abdomen de violentes douleurs qui croissoient progressivement, duroient un quart d'heure, et se renouveloient toutes les quatre heures environ ; elles étoient suivies de l'écoulement d'un fluide épais, blanc dans le commencement, jaune sur la fin, dont la quantité pouvoit être d'environ deux cuillerées. Six jours avant ses couches, l'écoulement devint plus abondant, au point de former des traces sur les pas de la malade. En peu de jours elle en rendit plusieurs livres ; cette femme étoit inquiete de son état ; Binninger la rassura, ne fit aucun remède; elle accoucha et guérit.

3o. *Par hémorrhagie utéro-intestinale.*

Une hémorrhagie utéro-intestinale très-abondante calma beaucoup les douleurs abdominales de la femme de l'observation 5 (*Rec.*), et préparoit une guérison certaine

____

(1) Lib. I, observ. 36.
(2) *Centuriar.* observ. 42.

à sa leucorrhée , qui diminua beaucoup dès ce moment ; mais des excès d'intempérance produisirent une rechûte qui ne fit que retarder un peu la guérison.

4°. *Par la diarrhée.*

Une diarrhée excessive guérit d'abord la femme de l'observation 16 (*Rec.*) d'une leucorrhée ancienne , et d'une hydropisie ; mais ensuite des écarts de-régime occasionnèrent la récidive.

Galien administroit les purgatifs tous les trois jours à la femme de Boëthus , dont la leucorrhée fut guérie par une diarrhée artificielle , et par des frictions faites par tout le corps.

Une diarrhée calmoit la leucorrhée de la femme de l'observation rapportée aux causes déterminantes (voyez *chagrins*) ; mais elle devint insuffisante , et la malade mourut.

La leucorrhée de la femme de l'observation rapportée à l'article *suppression* (voyez *diarrhée*), s'arrêtoit tous les mois, et il lui succédoit une diarrhée qui duroit sept à huit jours , et produisoit jusqu'à vingt-cinq selles par jour sans incommoder la malade : pendant sa grossesse , lorsqu'elle l'arrêtoit ou la diminuoit par quelque remède , il lui survenoit de la dyspnée et d'autres symptômes.

5°. *Par les vomissemens.*

Parmi les observations que l'on trouve éparses sur les flueurs-blanches guéries par des vomissemens spontanés ou artificiels, dans les *Mélanges des curieux de la nature ;* dans les *Transactions philosophiques ;* parmi les *éloges donnés aux différens émétiques*, par R. Mead, par Ett-muller, Fernel, Silvaticus, R. à Fonseca, Welschius, etc. on distingue l'observation suivante.

45e *Observat.* Une fille de quarante-huit ans étoit tombée dans le marasme après une leucorrhée continuelle qui duroit depuis huit ans : sa maladie ayant été déclarée incurable, la malade s'embarqua sur mer pour retourner dans sa famille ; elle eut des vomissemens long-temps prolongés, parce qu'un vent contraire empêchoit de faire voiles ; mais elle retira un grand avantage de ce vomissement, quoiqu'on s'attendît qu'elle en mourroit dans le vaisseau : car étant débarquée, elle ne vit plus couler sa leucorrhée, et elle recouvra insensiblement la santé (1).

6o. *Par le ptyalisme.*

On trouve, dans les Ephémérides d'Allemagne (2), deux exemples de flueurs-blanches très-anciennes, guéries, l'une, dans une femme de quarante ans, par une salivation spontanée ; l'autre, dans une leucorrhoïque à peu près du même âge, par une salivation mercurielle : ces deux femmes avoient essayé inutilement beaucoup de remèdes.

Alberti (3), Pitcarn (4), les médecins de Breslaw, parlent de quelques succès obtenus par la salivation

---

(1) *Annal.* Wratislav. tentam. 28, an. 1724.
(2) *Ephem. nat. curios.* an. 9.
(3) *Jurisprud. medica.*
(4) *Elementa medici.*

mercurielle. Ce fut par son moyen qu'Heister guérit une leucorrhée très-ancienne (1).

7°. *Par les sueurs.*

Les sueurs spontanées, ou déterminées par les secours de l'art, ont assez souvent guéri des leucorrhées.

Ce fut par les sueurs provoquées au moyen des sudorifiques, que furent guéries les leucorrhoïques des observations 49 (*Rec.*), et 82.

Celle de l'observation 31. . . . . dut plusieurs fois la guérison de ses flueurs-blanches à des sueurs des pieds très-abondantes. Leur suppression rappela la leucorrhée, qui cessa de nouveau à l'apparition de l'évacuation critique qui se faisoit par les pieds, et qui finit par suppléer au flux leucorrhoïque.

Klein parle d'une femme très-grasse qui fut parfaitement guérie de flueurs-blanches très-anciennes par des sueurs nocturnes, spontanées, abondantes et très-fétides.

L'érysipèle *zona* termine quelquefois les flux leucorrhoïques, suivant la remarque de Lorry (2) : *Feminas vidi*, dit-il, *quæ antè ignis sacri tempora fluori albo nullâ ratione obnoxiæ fuerant, post ipsum pulchrè et solo temporis tractu sanatum, huic morbo patere.*

Hippocrate avoit observé ces différentes terminaisons ; car il dit : *Cum quibusdam tam benè et feliciter agit,*

____

(1) 86.
(2) *De morb. cutaneis.*
(3) *De morb. mulieb.* lib. II, cap. 3.

H 3

ut sponte naturæ morbus his (fluor albus) solvatur per ali-
quam effabilem excretionem , ut urinas , sudores , diarrhœam.

8º. *Par le rétablissement des digestions.*

Le rétablissement des digestions dissipa les leucor‑
rhées des femmes des observations 10, 21 (*Rec.*), ainsi
que de celles des deux observations suivantes, tirées de
Raulin (1).

46e. *Observat.* Une dame de vingt-huit ans avoit une
dyspepsie et une anorexie depuis sept ans , de la douleur
et de la sensibilité à l'épigastre; il lui survint ensuite des
vomissemens de tout ce qu'elle prenoit. Elle fut prise
de flueurs-blanches presqu'en même temps que ses digestions se dérangèrent ; elle en étoit très - incommodée,
fort affoiblie , et d'une maigreur extrême. Après avoir
essayé infructueusement beaucoup de remèdes , elle recourut à Raulin qui songea à rétablir les digestions; il
y réussit , les vomissemens s'arrêtèrent, et la leucorrhée
diminuoit à mesure que la malade digéroit mieux ; elle
finit par disparoître. La malade recouvra ses forces , sa
vigueur , et une parfaite santé.

47e *Observat.* Une autre dame , âgée de trente ans ,
qui éprouvoit des cardialgies , et dont les digestions
étoient dérangées et très-laborieuses, étoit si incommodée
par des vents , que tous les matins elle étoit obligée
de se renfermer seule pour les rendre plus à son aise.

______

(1) Tome I, p. 358 et 359.

Au bout d'un an de ce dérangement d'estomac , il lui survint une leucorrhée qui dura pendant trois ans. Elle augmentoit après les repas , sur-tout lorsque la malade mangeoit beaucoup de lait : elle étoit constipée , elle éprouvoit des tensions d'estomac , de la débilité dans les membres, des inquiétudes , des insomnies , des nausées ; ses digestions étoient laborieuses. Les fonctions du système gastrique étant rétablies , l'appétit revenu , les flueurs-blanches disparurent , et la malade guérit très-bien.

§. I I.

Terminaison par d'autres maladies.

Lorsque les leucorrhées sont récentes , elles se terminent et ne laissent après elles aucune trace de leur existence ; rien n'atteste qu'elles ont eu lieu , si ce n'est peut-être un peu de mollesse des parties qui en sont le siége, comme l'observe Forestus : mais lorsqu'elles sont anciennes , il est rare que leur terminaison , ou leur diminution, ne soit suivie d'accidens ou de maladies. Quelquefois il leur succède des douleurs vagues (1), ou fixes dans quelques parties , comme aux dents (2) , dans l'abdomen (3) , dans l'hypogastre (4), aux hypocondres (5),

-----

(1) 22, 24, 47, 51 (*Rec.*).
(2) 51.
(3) 64.
(4) 10 (*Rec.*).
(5) 51 (*Rec.*). 76.

aux lombes (1) , aux hanches (2). Quelquefois ces douleurs font éprouver un sentiment de fourmillement qui s'étend jusqu'aux pieds (3) , etc. Cependant, en général, lorsque les leucorrhées se terminent lentement (et c'est dans cette acception qu'il faut prendre le mot *terminaison* qui diffère par cette lenteur , de la *suppression* qui est la disparition instantanée des flueurs-blanches, suivie de maladies), quoiqu'elles soient anciennes , elles sont rarement suivies d'accidens , parce que la nature prépare d'autres voies d'évacuation.

§. III.

Terminaison par la mort.

Les leucorrhées ne se terminent pas toujours par la santé ou d'autres maladies ; il est des cas où elles résistent à tous les remèdes et deviennent mortelles.

Voici le calcul proportionnel des leucorrhées guéries , restées incurables, ou devenues mortelles, sur un nombre donné de malades :

$$\text{Leucorrhées} \left\{ \begin{array}{l} \text{Guéries} \ldots \ldots 41 \\ \text{Incurables} \ldots \ldots 3 \\ \text{Mortelles} \ldots \ldots 12 \end{array} \right\} 56.$$

Ce calcul seroit bien sinistre, si sur un nombre donné de leucorrhoïques, il y en avoit toujours un nom-

***

(1) 29 (*Rec.*).
(2) 14 (*Rec.*).
(3) 25 (*Rec.*).

bre proportionnel au précédent , voué à la mort ; mais je prie le lecteur de faire attention que les recueils d'observations renferment toujours les cas de maladies les moins communs, soit parmi les guérisons que l'on donne comme miraculeuses , soit parmi les morts dont on se disculpe par la gravité de la maladie.

CHAPITRE VIII.

Effets des catarrhes utérins.

OUTRE les douleurs vagues qu'éprouvent les leucorrhoïques dans différentes parties , on voit souvent survenir une débilité atonique générale (1) , des chûtes de matrice (2), des fongosités au vagin (3), des inflammations , des excoriations des organes sexuels (4) , des skirrhes utérins (5), des ulcères de différentes natures (6).

§. I.

Affections locales de l'uterus.

48ᵉ *Observat.* VVepfer (7) a vu dans deux célibataires ; et deux femmes mariées des ulcères cancéreux de matrice , avec tumeurs dures et inégales à l'hypogastre , écoulement ichoreux très-fétide et sanguinolent , être produits

---

(1) 5 , 22 , 23 , 47 , 51 , 53 (*Rec.*). 64.
(2) 19 , 42 , 51 (*Rec.*). 12 , 16.
(3) 53 (*Rec.*). 16.
(4) 5 , 7 , 10 , 12 , 19 , 51 (*Rec.*). 49.
(5) 53 (*Rec.*). 76.
(6) 5 , 10 , 12 , 19 , 51 (*Rec.*). 49.
(7) *Tractat. de cicutâ aquaticâ.*

par des flueurs-blanches anciennes. Ces quatre femmes moururent de leurs ulcères.

§. I I.

Affection de différens systèmes, et dérangement de quelques fonctions.

Les hydropisies sont quelquefois produites par les leucorrhées anciennes (1) ; les leucorrhoïques tombent dans un état de tristesse mélancolique ou hypocondriaque (2) ; leurs digestions deviennent lentes (3) ; leurs sens et leurs facultés intellectuelles s'émoussent (4).

49ᵉ *Observat.* Riedelinus(5) rapporte l'histoire d'une de ses parentes , âgée de quarante ans, qui avoit des flueurs-blanches si âcres , que les parties sexuelles en étoïent excoriées. Elle en fut tellement affectée qu'elle en perdit la mémoire ; sa vue s'affoiblit au point qu'elle distinguoit à peine les objets les plus près. Les fortifians , les céphaliques ne purent rien contre cette maladie.

5oᵉ *Observat.* La femme d'un marchand , jeune, bien portante d'ailleurs, avoit des flueurs-blanches qui l'affoiblissoient beaucoup ; elle éprouvoit des vertiges et une cécité momentanée quand elle regardoit un objet avec attention pendant quelque temps.

---

(1) 16, 17 (*Rec.*). 68.
(2) 21 , 52.
(3) 64.
(4) 14, 52.
(5) *Lineæ medicæ.*

(124)

51e *Observat.* Une dame noble , d'une foible constitution, mère de quelques enfans, dit Riedelinus, avoit chaque
mois des règles très-abondantes pendant lesquelles elle se
trouvoit très-bien. Ses menstrues étoient suivies de flueurs-
blanches qui lui causoient autant de débilité de la tête
que si elle eût eu un rhume très-violent , une grande
sensibilité des dents , et un nuage sur les yeux qui lui
faisoit craindre l'apoplexie. On chercha à modérer ses
règles , et on la traita ensuite de ses flueurs-blanches.

Lorsque la maladie est très-avancée, les vertiges, de fréquentes syncopes (1) , et la fièvre lente, annoncent une
terminaison fatale (2).

1°. *Indifférence pour l'union des sexes.*

Les effets des flueurs-blanches ne se bornent pas toujours aux individus qui en sont atteints , ils s'étendent
encore souvent sur leur progéniture ; car les leucorrhoïques sont en général peu portées à l'amour : les approches conjugales leur sont douloureuses, et sur cela l'opinion de Cléopatre est de quelque valeur : *Quibuscumque
matricis humor ad vulvam respondet , harum corpus frigidum
est , nec possunt aliquo modo masculi coïtum gratum habere :
frigidum verò corpus intrinsecus habent usque in extremas
partes* (3).

Si le prurit qui accompagne souvent les leucorrhées ,
sert d'aiguillon à quelques femmes lascives , leur pen-

______

(1) 22, 53 (*Rec.*). 50, 60.
(2) 25 (*Rec.*). 76.
(3) *De matrice humorosâ.*

chant funeste accélère la perte de celles qui y cèdent, avec d'autant plus de rapidité, que leurs facultés réproductrices ne sont point en proportion de leurs appétits vénériens. (Voyez la 17e observation dans le chapitre des *causes : Coïtion , Masturbation.*)

2°. *Stérilité.*

La stérilité, soit qu'elle dépende du peu d'attrait qu'ont alors les hommes pour les femmes, ou de l'état de relâchement de l'uterus, état contraire à la fécondité, est souvent l'effet des leucorrhées anciennes.

Mercurialis (1) parle d'une femme de trente ans, leucorrhoïque depuis trois ans avant son mariage, qui resta stérile.

Une autre jeune femme, robuste d'ailleurs, avoit des flueurs-blanches depuis long-temps, ses règles étoient peu abondantes; elle devint hypocondriaque et resta stérile.

Forestus donne l'observation d'une leucorrhoïque qui avorta huit fois ; et celle d'une autre dont les enfans mouroient peu de temps après leur naissance. Il ne voyoit dans ces femmes d'autres causes de stérilité que des flueurs-blanches anciennes. On en verra beaucoup d'exemples dans les observations que je rapporte dans les autres parties de cet ouvrage.

Ne seroit-ce pas aux leucorrhées que Lucretius (2) attribue la stérilité, dans les vers suivans:

Nam steriles nimium crasso sunt semine partim ,
Et liquido præter justum tenuique vicissim.

---

(1) *Consultatio medica*, t. II, observ. 12 et 75.
(2) *De natura.*

Il ne faut cependant pas regarder la stérilité comme
une suite constante des flueurs-blanches ; cette assertion
seroit démentie par une foule de faits. Riedelinus (1),
Hentrich (2), J. Storch (3), Raulin (4), Silvaticus (5), etc.
donnent beaucoup d'exemples de leucorrhoïques devenues mères.

3°. *Rachitisme des enfans nés de femmes leucorrhoïques.*

Mais, suivant Ant. Storck (6), leurs enfans deviennent ordinairement rachitiques : « *Tales autem feminæ,*
» *dit-il, pariunt plerùmque infantes crassos, pingues,*
» *robustos, et hi manent tales per plures menses ; postea*
» *verò emaciuntur, lassi fiunt, et membra pendula gerunt ;*
» *tandem sequitur pessima rachitis, quæ rarò hucusque*
» *sanari potuit. »*

4°. *Cécité des enfans nés de leucorrhoïques.*

Un effet des plus affligeans des flueurs-blanches, c'est
la cécité des enfans nés de mères leucorrhoïques. Quelmalz ayant eu de fréquentes occasions de voir des enfans
aveugles de naissance, en a trouvé, dit-il, presque toujours la cause dans les leucorrhées bénignes ou véné-

---

(1) *Lineæ medicæ.*
(2) *Dissert. de fluore albo benigno præsertim gravidar.* Genæ. 1747.
(3) *Observ. clinicæ,* ann. 1 et 2.
(4) *Traité des fleurs blanches.*
(5) *Consilia et responsa medica.*
(6) *Annus med.* 2, p. 214.

riennes de leurs mères pendant la gestation. Cette observation lui a fourni le sujet d'une thèse sous ce titre :
*De Cœcitate infantum fluoris albi materni, ejusque virulenti
pedissequâ.*

Cette année-ci, j'ai vu un nouveau né atteint d'une
ophthalmie très-violente deux ou trois jours après sa
naissance. Je ne pus reconnoître d'autres causes de cette
maladie que les flueurs-blanches suspectes de sa mère. Une
mort prématurée ne laissa pas attendre la suite de cette
ophthalmie.

Je crois cet effet des leucorrhées peu commun.

CHAPITRE IX.

De la suppression des catarrhes utérins.

La suppression des catarrhes utérins est leur disparition subite avec production presqu'aussi subite de quelqu'autre maladie. Elle diffère de la terminaison par *quelque maladie*, en ce que dans celle-ci la leucorrhée n'est pas remplacée immédiatement par une autre maladie qui lui succède, comme dans la suppression.

Indiquer quelles ont été les suites funestes des suppressions de leucorrhées, c'est, d'une part, établir les avantages que les femmes retirent quelquefois de ces catarrhes; de l'autre, c'est donner déja une base solide pour le traitement.

§. I.

Causes des suppressions.

Les causes des suppressions des catarrhes utérins ne sont pas toujours connues (1). Les causes connues sont physiques ou morales.

A). *Causes physiques.*

Les causes physiques de suppression que nous offrent les différentes observations, sont une chaleur brûlante (2),

______

(1) 10, 41 (*Rec.*). 4, 57, 60, 63, 71, 79.
(2) 1, 53 (*Rec.*).

le froid, sur-tout appliqué aux pieds (1) ; leur immersion dans l'eau froide , le corps étant en sueur (2) ; les injections astringentes (3) ; l'usage précipité des astringens dans le traitement (4) ; l'abus des eaux minérales (5) ; la négligence d'une saignée habituelle (6) : mais la cause la plus fréquente se rencontre dans les prétendus spécifiques que des gens désavoués par les écoles trafiquent de la manière la plus sordide (7).

N'est-ce pas à ces empiriques qu'il faut attribuer ce que Pline dit avec tant d'amertume contre les médecins ? « *Discunt periculis nostris, et experimenta per mortes agunt,* » *medicoque tantùm hominem occidisse impunitas summa* » *est.* »

B.) *Causes morales.*

Les causes morales disposent et déterminent les catarrhes utérins, comme nous l'avons vu au chapitre des *Causes;* ce qu'il y a de singulier , c'est que les mêmes causes les suppriment aussi quelquefois : ceci tient à des circonstances individuelles dont les influences sont incalculables.

La frayeur qui détermina une leucorrhée dans la femme dont parle Hagendornius (Voyez les causes déterminantes. — *Frayeur.*) , supprima celle des malades

---

(1) 67, 72.
(2) 59.
(3) 67 , 72.
(4) 17 (*Rec.*).
(5) 70.
(6) 56.
(7) 52 , 60 , 64, 67 , 72.

qui font le sujet des observations 52 (*Rec.*), 66, 69.

Les autres affections vives et imprévues de l'ame qui déterminent la suppression des menstrues , par exemple, ont probablement sur les catarrhes utérins la même influence que la frayeur , mais on n'en trouve pas d'observations ; c'est donc une chose à observer.

§. I I.

Maladies provenant de la suppression.

Voici le tableau des maladies qui ont succédé à des suppressions de leucorrhées.

1°. *Dysurie.*

L'écoulement s'étant supprimé dans la malade de l'observation 39 , il survint une dysurie ; les urines ne couloient que goutte à goutte, et avec beaucoup d'ardeur; le ventre étoit tendu et douloureux ; la matrice étoit gonflée. Les saignées, les fomentations rétablirent le calme ; les menstrues et les flueurs - blanches coulèrent, et la dysurie cessa.

2°. *Hystéritis.*

L'inflammation de l'uterus se termine par suppuration ou par ulcère , si elle est produite par la suppression des flueurs-blanches sanguinolentes , suivant Klein (1). En voici un exemple rapporté par Bajon (2).

------

(1) *Interpres clinicus.*
(2) *Journal de médecine* de Roux.

52ᵉ *Observat.* La femme d'un marin ayant supprimé ses flueurs - blanches au moyen d'un remède que lui avoit donné un nègre , et dont elle avoit usé pendant huit jours , fut prise d'une violente inflammation de matrice. Malgré la saignée , les demi-bains , les fomentations, les lavemens administrés dès le commencement, l'inflammation se termina par suppuration ; l'abcès s'ouvrit à l'intérieur de l'uterus , et donna issue à environ deux livres de pus par la vulve : la malade fut guérie dans deux mois.

3°. *Ulcères utérins.*

53ᵉ *Observat.* Raulin (1) dit qu'une dame , après avoir tenté inutilement toutes sortes de moyens pour guérir des flueurs-blanches qui la fatiguoient beaucoup depuis long-temps, se mit dans un bain alumineux qui supprima la perte : bientôt après il se forma un ulcère utérin ; il survint des hémorrhoïdes ulcérées au rectum , et de cruelles douleurs dans ces parties : elle fut ensuite attaquée d'une phthisie mortelle.

54ᵉ *Observat.* Binninger (2) rapporte qu'une fille honnête, âgée de quarante ans , avoit des flueurs-blanches depuis long-temps : cet écoulement s'étant arrêté, elle éprouva de violentes douleurs aux lombes et à l'hypogastre ; il survint un ulcère de matrice , et la malade mourut deux ans après dans le marasme.

---

(1) *Traité des fleurs blanches* , t. II.
(2) *Centuriæ observ.* observ. 90.

Les médecins de Breslaw parlent de deux femmes à qui il survint des ulcères au col de l'uterus, à la suite de leucorrhées supprimées par des bains alumineux.

4°. *Hémorrhoïdes.*

Klein, Brendelius et Conrad Wolfius, qui, comme je l'ai dit ailleurs, avoient observé que les leucorrhées étoient souvent produites par la suppression des hémorrhoïdes, ont aussi vu la suppression des leucorrhées donner lieu aux hémorrhoïdes.

Il survint des hémorrhoïdes à la femme de l'observation 1re, et à celle dont parle Raulin (Voyez suppression. — *Ulcères utérins.*), après la suppression de leurs flueurs-blanches.

5°. *Sueurs des pieds.*

Une sueur des pieds très-fétide alterna plusieurs fois avec une leucorrhée dans la femme de l'observation 31e, rapportée au chapitre des *Causes.* (Voyez *Sueurs des pieds.*) La leucorrhée ayant reparu par la suppression de la sueur, la malade voulut s'en débarrasser. Le médecin qu'elle consulta chercha à rappeler la sueur des pieds, y réussit, et cette évacuation suppléa au flux leucorrhoïque.

6°. *Eruptions.*

Il n'est pas rare que les suppressions de flux leucorrhoïques soient suppléées par quelqu'éruption telle que les suivantes :

7°. *Gale.*

Klein a vu les suppressions de leucorrhées occasionner des gales universelles humides et prurigineuses.

8°. *Exanthème et douleurs ostéocopes.*

La suppression du flux leucorrhoïque de la malade de l'observation 82 fut suivie d'un exanthème entre les épaules, d'un rhumatisme à la tête et aux membres, avec douleur qui augmentoit pendant la nuit. Ces accidens furent regardés comme vénériens : avant la suppression il n'en existoit aucun.

9°. *Pourpre.*

Sebizius et Klein ont observé que les femmes chez qui les flueurs - blanches se supprimoient, étoient très-sujettes au pourpre ; ce qu'Hoffman (1) confirme par l'observation suivante :

55e *Observat.* Une femme d'une constitution foible et délicate, suivant un mauvais régime, étoit constipée ; elle avoit des maux de tête et de la tension à la région précordiale ; chaque mois elle rendoit par la vulve une matière épaisse comme du blanc d'œuf et de la même couleur : cette matière devint ensuite plus colorée et plus âcre. Un médecin, après avoir administré une po-

---

(1) *Dissert. de imprudenti medicatione multor. morbor. et mortis causâ.*

I 3

tion purgative, donna une teinture dans laquelle entroient le sucre de saturne et le vitriol de fer ; l'écoulement s'arrêta : dès ce moment la malade fut tourmentée par une grande anxiété à la région précordiale, par un état de langueur, des inquiétudes, des douleurs dans les lombes. Après avoir pris un sudorifique, la malade eut tout le corps couvert de taches rouges. La chaleur interne et les anxiétés diminuèrent ; lorsque la malade éprouvoit du froid, l'éruption pourprée disparoissoit et les autres accidens revenoient. On employa les bézoardiques ; le pourpre se dissipa, et les flueurs-blanches recommencèrent à couler comme auparavant.

10°. *Fièvre miliaire.*

Baldinger, cité par Trnka, rapporte l'histoire d'une femme qui fut prise d'une fièvre miliaire très-fâcheuse, avec délire, convulsions violentes et diarrhée après la suppression d'une leucorrhée. Les tisanes sudorifiques, le camphre, le quinquina et les vésicatoires, plusieurs fois employés, dissipèrent les accidens, et la malade se rétablit.

11°. *Fièvre catarrhale.*

Klein a vu plusieurs fois la fièvre catarrhale succéder aux flueurs-blanches supprimées, dont le retour dissipoit la fièvre. En voici un exemple.

56e *Observat.* Scharschmidt dit qu'une femme de trente-sept ans, accoutumée à se faire saigner tous les ans au printemps et en automne, avoit depuis plusieurs années une leucorrhée dont la quantité étoit toujours inverse de celle d'un coryza : lorsque l'écoulement nasal étoit abondant, le flux utérin diminuoit, *et vice versâ.* Cette femme ayant négligé, à l'automne, de se faire saigner, sa leucorrhée diminua et finit par s'arrêter : il lui succéda un catarrhe très-grave avec un grand enchifrenement, une odontalgie fugace, une angine bien caractérisée, un tintement d'oreilles, une toux violente et une fièvre nocturne (fièvre catarrhale) ; la malade vomissoit tout ce qu'elle mangeoit. Ce catarrhe, traité méthodiquement, se dissipa, et la leucorrhée reparut.

Au chapitre des *Causes*, on a vu plusieurs observations de catarrhes qui alternoient avec des leucorrhées, et qui y suppléoient quand elles se supprimoient.

12°. *Fièvre pituiteuse (muqueuse).*

La leucorrhée de la femme de l'observation 41 (*Rec.*) s'étant arrêtée, la malade éprouva quelques mouvemens fébriles, des vomissemens ; elle perdit l'appétit ; elle ressentoit une tension au dos, au cardia, à la région précordiale, des lassitudes dans les membres, des maux de tête. Quelques vomissemens spontanés la soulagèrent; on les provoqua ensuite par différens moyens. Huit jours après elle eut une fièvre pituiteuse marquée par les symptômes suivans : bouche pâteuse ; urines troubles et un peu muqueuses, excitant de l'ardeur ; légère altération ; anxiétés vers le soir ; sueurs nocturnes; nuits laborieuses; sentiment d'ardeur dans l'abdomen, et surtout à l'hypogastre ; douleurs dans les membres se dissipant au retour du jour ; constipation.

I 4

13°. *Affection des viscères.*

57e Observat. J. Thévart (1) dit qu'une dame avoit des flueurs-blanches très-fétides et très-abondantes après ses couches. Elles diminuèrent, cessèrent même ensuite après une seconde couche. Dès que l'écoulement fut supprimé, cette femme maigrit sensiblement pendant plusieurs années, et prit un si grand dégoût des alimens, qu'elle ne mangeoit presque rien ; enfin elle eut une fièvre tierce dont le troisième accès fut mortel. Elle éprouvoit une grande douleur à l'hypogastre : à l'ouverture du cadavre on trouva les poumons enflammés, le foie desséché et d'une couleur contre nature ; l'uterus étoit très-altéré, comme gangréné, et plein d'ulcérations et de sanie.

14°. *Hydropisie.*

L'usage prématuré des astringens dans le traitement de la femme de Boëthus dont parle Galien (2), produisit une suppression de leucorrhée, suivie d'hydropisie ascite.

15°. *Diarrhée.*

58e Observat. Une jeune dame mince (3), bien réglée, mère de trois enfans, fut prise d'une leucorrhée abondante dès le commencement de sa grossesse : elle n'en

---

(1) Nota 2 *in Balloni. consil.* lib. III, consil. 96.
(2) *Liber de præcognitione.*
(3) Miscell. *Nat. curiosor.* dec. 2, an 5, observ. 149.

avoit jamais eu. Sur la fin de chaque mois, la leucorrhée s'arrêtoit, et il lui succédoit une diarrhée périodique avec assez de douleur. Elle se manifesta régulièment jusqu'au terme de la gestation ; elle duroit de sept à huit jours, et produisoit jusqu'à vingt-cinq selles par jour sans être nuisible ; car cette femme accoucha d'un enfant bien portant. Pendant sa grossesse, lorsqu'elle la diminuoit par quelques remèdes , il lui survenoit de la dyspnée et d'autres symptômes.

Voici une autre observation de diarrhée occasionnée par une suppression de flueurs-blanches; elle m'a été communiquée très-récemment par un de mes confrères, le citoyen Schevilgué.

Madame D***, âgée de quarante-cinq ans, d'une foible constitution, jouit d'une assez bonne santé jusqu'à sa trente-cinquième année, époque à laquelle elle fut altérée par de grands chagrins. Cette dame devint alors d'une très-grande susceptibilité nerveuse ; ses digestions se dérangèrent au point que les alimens les plus légers l'incommodoient : elle éprouvoit une soif ardente après ses repas, et étoit habituellement constipée. Cet état existe encore.

Elle fut réglée à onze ans, et elle est restée stérile. Des flueurs-blanches précédoient et suivoient ordinairement ses menstrues.

Il y a quinze mois, qu'à la suite d'une ménorrhagie qui dura six semaines, elle fut prise d'une entérite qui céda aux bains et aux saignées. Depuis, elle éprouve des coliques fréquentes, des douleurs dans les membres, de fréquens accès de fièvre, et son sommeil est agité.

Neuf mois après l'entérite, ses flueurs-blanches se supprimèrent, et furent remplacées par des évacuations alvines très-multipliées de matières blanches, d'abord caséiformes, puis plus claires, ensuite puriformes, toujours accompagnées de flatuosités.

Dans le commencement, ces évacuations alvines ne se manifestoient que pendant quelques jours tous les mois, depuis elles ont été en augmentant, et la malade en est très-affoiblie.

Le dévoiement persiste toujours et remplace la leucorrhée.

16°. *Entérite aigu.*

59e *Observat.* Une fille de trente ans, assez bien constituée, attaquée de flueurs-blanches, revenant de se promener et étant toute en sueur, eut l'imprudence de plonger ses pieds dans l'eau froide et de les y laisser pendant un quart-d'heure : aussitôt suppression de flueurs-blanches ; violente diarrhée toute la nuit ; au point du jour, sentiment d'oppression et de douleur dans l'abdomen ; météorisme ; le troisième jour, sensibilité si grande de l'abdomen que la malade pouvoit à peine supporter le poids de ses couvertures ; pouls petit et concentré ; ardeur d'urines ; douleur très-aiguë et sentiment de chaleur brûlante dans tout le corps ; constipation et dysurie : l'entérite parcourut tous ses périodes, la malade fut en danger ; mais, après des selles copieuses, elle se rétablit très-bien (1).

____

(1) *Cours de pathologie* du professeur Pinel, article *entérite.*

17°. *Entérite chronique.*

60e *Observat.* Lister dit qu'une femme étoit très-incommodée par des flueurs-blanches depuis qu'elle étoit accouchée. Elles cessèrent, et furent suivies d'une diarrhée continuelle et de douleurs abdominales très - vives : la malade consulta beaucoup de personnes ; chacune lui donna son remède ; elle employa aussi les eaux ferrugineuses , diverses préparations martiales , et les astringens, pour arrêter sa diarrhée, mais toujours sans succès : la rhubarbe et l'opium, diversement préparés , ne réussirent pas mieux. Au bout de trois ans de maladie, le marasme et la consomption rendirent les secours urgens. Le mari frappé du danger où étoit son épouse, avoua que dans sa jeunesse il avoit eu la vérole, et qu'il éprouvoit quelquefois des douleurs vagues , mais qu'il se croyoit sain et dans l'impossibilité d'avoir pu infecter sa femme : sa fille , âgée de huit ans , n'avoit aucune marque d'infection vénérienne.

Lister regardoit la maladie comme trop avancée pour espérer du succès d'un traitement. La malade désespérée, se retira à la campagne où elle mourut (1).

18°. *Diabète.*

61e *Observat.* Baillou dit qu'une femme qui avoit depuis long - temps un écoulement leucorrhoïque très-fétide , l'arrêta par un remède qu'elle avoit pris de son

---

(1) *Exercitationes in operib.* Morton. — *De luc ve%nerea.*

chef : elle ne supporta pas long-temps impunément cette suppression ; car il lui survint à la place un diabète plus funeste , qui dura trois ou quatre mois ; elle rendoit continuellement une urine aqueuse très-abondante ; elle avoit une faim dévorante et une soif inextinguible; sa langue étoit arride et son haleine cadavéreuse : la malade éprouvoit vers les reins un froid glacial. Elle mourut au bout de trois à quatre mois (1).

19°. *Hystérie.*

62e *Observat.* Hoffman (2) parle d'une dame de trente ans, grasse et d'un tempérament sanguin , qui, ayant resté assise sur l'herbe à nu dans son jardin , donna lieu par cette imprudence , à la suppression de ses flueurs-blanches, auxquelles succédèrent l'hystérie et une tumeur très-volumineuse dans l'aine.

20°. *Ardeur de poitrine.*

Le leucorrhée de la femme qui fait le sujet de l'observation 53 (*Rec.*), cessoit quelquefois de couler dans le commencement de sa grossesse. Pendant cette suppression , cette jeune femme éprouvoit entre les seins , et sous les hypocondres, des oppressions de poitrine , un sentiment d'ardeur et de lacération , sans changement de couleur à la peau. Ces accidens se manifestèrent fréquemment, sur-tout vers le cinquième mois de sa grossesse , temps auquel il faisoit une chaleur brûlante ; ils

____

(1) *Consiliorum,* consilium 56.
(2) Tom. II, p. 63, observ. 12.

(141)

n'abandonnoient la poitrine que pour faire ressentir des coliques horribles, des spasmes dans la matrice et le vagin, qui plusieurs fois firent craindre l'avortement. Cet état alarmant, dont j'ai été témoin, ne diminuoit de violence que lorsqu'une sueur spontanée ou sollicitée par une bois-son chaude et sudorifique, des potions calmantes et des frictions sèches par tout le corps, commençoient à hu-mecter la peau. Un écoulement muqueux grisâtre, comme à l'ordinaire, succédoit et amenoit un calme inexprimable.

63e *Observat.* Raymond (1) rapporte l'histoire d'une religieuse de vingt - huit à trente ans, qui fut délivrée d'une toux sèche et opiniâtre, et d'une ardeur dans la poitrine qui duroient depuis long - temps, par un flux utérin jaune et piquant qui lui faisoit éprouver, dans la région de la matrice, les mêmes ardeurs qu'elle éprou-voit dans la poitrine. Lorsque ce flux s'arrêtoit, l'affec-tion de poitrine se renouveloit. La malade fut guérie par l'usage du lait d'ânesse et de celui de vache, et par les calmans.

210. *Phthisie.*

La malade dont parle Raulin (Voyez suppression , *Cause d'ulcère*) , outre un ulcère utérin, fut atteinte d'une phthisie mortelle , produite par une suppression de flueurs-blanches.

Voici d'autres observations de phthisie produite par suppression de flueurs-blanches :

---

(1) *Maladies qu'il est dangereux de guérir.*

64e *Observat.* Une dame de vingt-cinq ans (1), sujette, depuis quatre ans, à des flueurs-blanches abondantes, âcres et irritantes au point de causer une tension très-douloureuse avec des élancemens à l'abdomen et aux cuisses, et de l'empêcher de rester assise, étoit d'une débilité extrême, et ne marchoit qu'avec peine : l'écoulement, blanc et épais dans le commencement, devint ensuite clair et verdâtre, et causoit beaucoup de cuissons; les digestions étoient lentes et pénibles ; la malade vomissoit quelquefois de la sérosité ; elle prit pendant quelque temps des pillules dans lesquelles il entroit, disoit-on, de l'ipécacuanha. Les flueurs-blanches diminuèrent, cessèrent ensuite. L'écoulement avoit à peine commencé à diminuer qu'il survint une toux assez violente qui augmenta considérablement : les crachats, d'abord lymphatiques, devinrent sanguinolens ; la fièvre lente survint, et fut suivie de crachemens de pus. La phthisie étoit au dernier degré ; la malade mourut.

A l'ouverture du cadavre, on vit les intestins grêles, boursouflés, les gros intestins rétrécis, les glandes mésentériques obstruées ; les autres viscères étoient sains; la matrice dans son état naturel ; la plèvre adhérente aux poumons dans toute leur étendue ; deux glandes bronchiques du volume d'une noix et semblables intérieurement à du suif. Le kyste d'une des glandes engorgées renfermoit une cuillerée de matière purulente et fétide ; le poumon gauche étoit parsemé de tubercules

------

(1). *Traité des fleurs blanches* de Raulin.

ulcérés ; sa base adhéroit au diaphragme, et paroissoit cartilagineuse ; les lobes du poumon droit étoient confondus, remplis de tubercules skirrheux et purulens.

65e *Observat.* Une dame de vingt-cinq ans (1), après des excès d'intempérance, fut atteinte de flueurs - blanches et de gale sèche : elle combattit ces deux maladies par les bains de vitriol et d'alun ; elles se supprimèrent l'une et l'autre. Trois jours après cette suppression, les glandes du col se gonflèrent, la malade eut une toux violente, les poumons ne tardèrent pas à s'ulcérer, la fièvre lente survint, et il s'y joignit une fièvre putride avec une grande prostration des forces. L'expectoration étoit purulente et mêlée de sang ; la phthisie étoit au dernier degré ; la diarrhée survint avec chûte des cheveux ; l'hydropisie se joignit à cet état alarmant, et la malade mourut deux ans après la répercussion des flueurs-blanches et de la gale.

Voici deux autres exemples de phthisie commençante, causée par suppression des flueurs-blanches ; le premier est tiré de l'ouvrage de Raulin, le second est rapporté par Jensenius (2).

66e *Observat.* Une dame qui avoit des flueurs - blanches abondantes, jaunes et très-âcres, eut une frayeur soudaine étant à la fin de ses règles ; les flueurs-blanches qui couloient alors se supprimèrent et revinrent

(1) *Ephem. natur. curios.* ann. 6 et 7, observ. 103.
(2) *In prodromo ad acta medico-phys. haffniensia, in continuatione,* p. 160.

ensuite après la première période des règles , en même quantité et avec les mêmes qualités qu'auparavant. Dès le moment que cet écoulement fut suspendu, la malade ressentit des douleurs au dos , à la poitrine et vers le cartilage xiphoïde. Peu de temps après , elle eut une petite toux sèche , puis avec expectoration de crachats sanguinolens ; la toux et la douleur de poitrine cessèrent au moyen d'un grand régime et des remèdes donnés à temps. Enfin les flueurs-blanches diminuèrent sensiblement , et leur caractère changea de manière à faire espérer une prompte guérison.

67ᵉ *Observat.* Depuis trois ans, une femme de trente-cinq ans, après avoir éprouvé un froid humide aux pieds, avoit eu une suppression de leucorrhée suivie d'une toux continuelle avec expectoration muqueuse abondante. Les frictions sèches des pieds, les pédiluves, l'usage réitéré des purgatifs, les toniques diaphorétiques, employés pendant douze jours, dissipèrent la toux ; et les flueurs-blanches reparurent huit jours après.

On trouve un autre exemple de phthisie par suppression de flueurs-blanches dans les *Actes Leipsic.*

22º. *Douleurs vagues.*

Euphrasie Troussel, âgée de quarante ans, sevroit un de ses enfans au commencement de la révolution, lorsque la curiosité, ou l'enthousiasme révolutionnaire (elle habitoit le faubourg Saint-Antoine) la portèrent dans la foule qui assiégeoit la Bastille : la frayeur du carnage supprima son lait et ses flueurs-blanches. Presqu'à l'instant

tant même elle ressentit des frissons vagues et des douleurs dans les membres , et les seins s'affaissèrent. Environ un mois après , ses règles parurent ; ses flueursblanches, qui s'étoient supprimées en même temps que
son lait , recommencèrent à couler , mais peu abondamment. Leur retour rétablit un peu la santé de la malade.
(Voyez l'*Obs.* 52 *Rec.*)

68e *Observat.* George-Ph. Nenter dit qu'une femme de
soixante ans éprouvoit de grandes douleurs aux lombes,
à l'os sacrum , aux cuisses et aux pieds ; elle ne pouvoit
plus marcher depuis long - temps , et elle avoit pris en
vain beaucoup de remèdes. Nenter ayant un jour aperçu
dans les urines de la malade quelques filamens blanchâtres, crut qu'elle avoit des flueurs-blanches ; elle assura
que non , mais qu'elle en avoit eu , et que depuis leur
suppression, elle éprouvoit ces douleurs, qui, ayant commencé par les pieds , et s'étant successivement étendues
dans différentes parties , l'avoient réduite à l'état dans
lequel elle étoit.

Nenter songea à rappeler les flueurs-blanches par les
teintures alcalines et autres remèdes : l'écoulement se
rétablit et les douleurs disparurent.

69e *Observat.* Une autre (1) avoit des flueurs-blanches
qui furent d'abord supprimées par le froid, et ensuite par
une frayeur : elle éprouva, peu de temps après cette suppression, des douleurs déchirantes à la nuque, des étourdissemens , un état de torpeur et de l'anorexie. Ces ac

---

(1) *Annal. Wratislav.* tentam. 35 , ann. 1726.
   Catarrhe utérin.   K

cidens se dissipèrent au retour de la leucorrhée, que l'on avoit essayé de rappeler par la teinture d'antimoine et l'essence de succin, etc.

23°. *Céphalalgie.*

70e *Observat.* Tillingius rapporte qu'une fille de huit ans, vive, spirituelle, bien portante, mais un peu pâle, avoit ordinairement, tous les mois, une leucorrhée qui ne l'incommodoit nullement. Ayant bu trop copieusement des eaux minérales dites *Carolines*, l'écoulement qui avoit lieu alors se supprima, et fut suivi d'une céphalalgie très-violente, avec un sentiment de pesanteur générale : la jeune malade diminua la dose de ces eaux qui avoient rendu le ventre libre; sa leucorrhée reparut, et sa santé se rétablit. (Voyez aussi l'Observation 10 *(Rec.)* tirée des *Éphém. des cur. de la nature*, sous ce titre : *Fluoris regurgitatio ad caput.*)

24°. *Arthritis.*

Les souffrances de la malade de l'observation 19 se renouveloient lorsque sa strangurie cessoit.

Après avoir employé beaucoup de remèdes, la leucorrhée de la femme qui fait le sujet de l'observation 4, diminua, et finit par se supprimer : il lui succéda une douleur dans le genou gauche et dans l'articulation du pied. La malade éprouvoit une grande gêne pour rester debout, malgré que cette position, d'abord pénible, calma ensuite la douleur.

71e *Observat.* J. Storch donne l'observation d'une

femme de trente ans , d'un tempérament mélancolique, qui, après être accouchée d'une fille, fut prise
d'une leucorrhée qui, s'étant arrêtée , fut remplacée par
de grandes douleurs au gros orteil. Après plusieurs remèdes, l'orteil guérit, et les flueurs-blanches reparurent
de suite, alternant ensuite , pendant plusieurs années ,
avec une céphalalgie et une odontalgie, jusqu'à ce que
la malade redevînt grosse. Depuis le milieu de sa grossesse
jusqu'à la fin du huitième mois , elle éprouva de vives
douleurs abdominales qu'elle calmoit ou avec des lini-
mens gras, ou avec des embrocations vineuses auxquelles
on joignoit du castoréum. Elle accoucha heureusement
d'un garçon. Avant que la métastase se fût fixée sur
l'orteil, cette femme eut des poux en très-grande quantité ; et tant qu'elle fut tourmentée par ces insectes, la
leucorrhée ne reparut pas. L'affection de l'orteil s'étant
dissipée, la malade rendit une mole par la vulve , et le
mois suivant ses règles reparurent. Trois mois après sa
leucorrhée revint. Il se forma dans le vagin un abcès
auquel succéda une toux rauque qui dura plusieurs mois.
L'année suivante, la leucorrhée fut continuelle, et il se
forma un ulcère au palais. Trois ans après, les menstrues décolorées, et mêlées avec du pus ; firent soupçonner un vice vénérien ou un ulcère cancéreux de l'uterus.

72e *Observat.* Greg. H. Behrius (1) a vu une fille de
dix-neuf ans, d'un tempérament sanguin-phlegmatique,
petite, très-portée à l'amour, qui eut pendant deux ans

---

(1) *Acta nat. curios.* vol. X , observ. 103.

une leucorrhée continuèlle, avec excoriation aux parties génitales. Son penchant à l'amour s'opposa aux succès d'un traitement bien dirigé. Désespérée de ce peu de réussite, elle employa les potions astringentes d'une bonne-femme pour arrêter ses flueurs-blanches invétérées : elle y réussit bientôt ; mais quelques semaines après, elle éprouva de violentes douleurs arthritiques, suivies d'œdèmes aux parties inférieures du corps : ces douleurs persistèrent jusqu'à ce qu'il se fût formé auprès de l'aine un abcès gros comme un œuf, qui donna issue à une grande quantité d'un pus âcre et fétide avec diminution subite des symptômes. La malade se rétablit ensuite.

Je pourrois citer encore plusieurs autres observations d'arthritis qui furent occasionnées par des suppressions de catharres utérins.

Hippocrate (1) dit que les femmes ne sont pas sujettes à la goutte tant qu'elles sont réglées ; et ailleurs (2) il dit, *ou lorsqu'elles ont des flueurs-blanches.*

Christian. Stockius, dans une dissertation inaugurale sur la goutte des femmes, met au nombre de ses causes la suppression des flueurs-blanches. « *Fluoris albi impro-* » *vida cohibitio,* dit-il, *jam præsentem depurationem vitiosam* » *adhuc magis vitiosam reddit, ut hinc arthritici adfectus,* » *ipsæque podagricæ affectiones facilè suboriantur.* »

Tel est le tableau effrayant des périls que courent les femmes par une disposition particulière, ou, ce qui est plus ordinaire, par leur fatale crédulité pour les prétendus

_____

(1) Sect. 6, aphor. 29.
(2) *De morb. mulieb.* lib. II.

spécifiques. Ce tableau sembleroit, sans doute, plus effrayant encore si, en développant tous les symptômes qui résultent de ces suppressions, j'eusse énoncé, comme des maladies particulières, des phénomènes dont l'ensemble constitue un seul genre d'affections ; mais épargnons la sensibilité du sexe qui en est l'objet, .et laissons une occasion à la sagacité du lecteur judicieux.

Le retour des leucorrhées dissipe les accidens.

Gaultier - Charleton a remarqué que les frissons qui survenoient après la suppression des leucorrhées, annonçoient leur retour. Les leucorrhées des femmes des observations 41 (*Rec.*), 98, reparurent après des frissons, des sueurs froides et des syncopes.

La dysurie, les sueurs des pieds, le pourpre, les catarrhes, les ardeurs de poitrine, les phthisies commençantes, les douleurs dans les membres et à la nuque, la céphalalgie, l'arthritis, des leucorrhoïques dont on vient de lire les observations, se dissipèrent au retour de leurs leucorrhées.

CHAPITRE X.

Division des catarrhes utérins en espèces.

Les médecins anciens avoient déja senti la nécessité de diviser les catarrhes utérins en plusieurs espèces ; mais les bases qu'ils avoient choisies pour tracer ces divisions, n'éclairoient point l'histoire de ces maladies, et n'apportoient aucun secours pour en diriger le traitement.

But des divisions en espèces.

On ne peut avoir que des idées très-superficielles d'un objet que l'on considère en masse. Lorsqu'on veut l'approfondir, il faut en prendre chaque partie isolément, l'examiner sous tous ses rapports, ensuite considérer les phénomènes qui sont propres à chacune de ces parties, et en former les caractères des espèces ; enfin l'on groupe les phénomènes communs, c'est-à-dire tous ceux qui se rencontrent dans toutes les espèces, pour établir les caractères de l'ordre. Ce sont ces divisions, lorsqu'on ne s'écarte pas de la marche des sciences naturelles, qui importent le plus en médecine ; elles nous donnent les différences que présente la même maladie dans des circonstances particulières qui en font varier le traitement.

Règles à suivre dans ces divisions.

Les divisions des catarrhes utérins en espèces ne doivent être fondées que sur des phénomènes constans, fréquens et qui font varier le traitement.

Les phénomènes constans sont les causes dont la fréquence doit être prise pour une règle invariable, si l'on ne veut multiplier à l'infini les espèces , car les causes sont innombrables ; mais on peut les réduire à un petit nombre , en les rapprochant par l'analogie de leur influence.

Les causes qui font essentiellement varier le traitement sont peu nombreuses , et ce sont celles-là sur - tout qui doivent former la base primitive des divisions ; enfin on ne doit faire que des espèces simples.

Tels sont, en général , les fondemens sur lesquels le professeur Pinel a établi ses différentes espèces de leucorrhées ; tels sont ceux sur lesquels j'en augmente le nombre, et j'en indique les variétés.

§. I.

Espèces admises par les anciens.

Les médecins grecs , d'après Hippocrate , avoient établi dix espèces de leucorrhées ; les Arabes , d'après Eratistrate, en reconnurent dix - sept espèces. Les uns et les autres les avoient divisées d'après la couleur et la nature des humeurs qu'ils croyoient former la matière de l'écoulement, dont la couleur seule leur paroissoit suffisante pour en déterminer la nature. Aëtius préten-

K 4

doit que l'inspection du fluide desséché sur un linge lui faisoit reconnoître l'humeur qui formoit l'écoulement.

1º. *Espèces admises par les Grecs.*

Les dix espèces admises par les Grecs étoient, 1º. les flueurs-blanches *aqueuses, séreuses, semblables à l'eau et au petit-lait;* 2º. les *lymphatiques ou troubles comme de la tisane d'orge;* 3º. celles qui étoient *blanches comme du lait;* 4º. les *blanches épaisses;* 5º. les *blanches presque dissoutes;* 6º. les *gluantes, visqueuses, filamenteuses, d'un blanc terne plus ou moins clair, plus ou moins foncé;* 7º. celles de *couleur de pus ou purulentes;* 8º. les *jaunes comme la bile,* parmi lesquelles Hippocrate faisoit encore des différences; 9º. celles d'un *vert livide ou noirâtre;* 10º. celles qui ressembloient *à la lavure de chairs.*

2º. *Espèces admises par les Arabes.*

Les espèces admises par les Arabes avoient le même fondement que celles des Grecs, c'est-à-dire la couleur et la nature.

Vices de ces divisions.

On voit combien les anciens auroient pu les multiplier en prenant pour base de leurs divisions les nuances innombrables dont est susceptible la matière des leucorrhées; mais ils se bornèrent à dix-sept espèces.

§. II.

Espèces admises par les modernes.

1º. *Espèces admises par Sauvage.*

Depuis ces temps reculés, nul médecin, avant Boissier de Sauvage, n'avoit pris d'autre base de division des leucorrhées que celle des anciens ; ce médecin les réduisit aux neuf espèces suivantes : 1º. *Leucorrhœa ulcerosa*, 2º. *L. fungosa*, 3º. *L. syphilitica*, 4º. *L. cancrosa*, 5º. *L. americana*, 6º. *L. indica*, 7º. *L. skirrhodes*, 8º. *L. gravidarum*, 9º. *L. Nabothi.*

Vices de cette division.

Cette division est vicieuse en ce qu'elle n'admet pas uniquement des espèces simples : plusieurs, telles que la 1re, la 2e, la 4e et la 7e, sont des espèces compliquées ; la 3e, la 5e et la 6e sont des espèces simples, et ces deux dernières (la 5e et la 6e) ne diffèrent en rien l'une de l'autre : elles tiennent à la même cause, constitution débile ; aux mêmes circonstances, pays chauds et humides, abus du coït, misère, etc. D'ailleurs, elles ne sont pas propres à l'Inde et à l'Amérique, comme l'indique leur dénomination spécifique ; car elles se rencontrent dans tous les pays : il faut donc n'en faire qu'une espèce. La 8e espèce n'est qu'une variété de circonstance ; la 9e une variété de siége.

2º. *Espèces admises par Raulin.*

Raulin reconnoissoit sept espèces de flueurs-blanches, d'après la nature de l'humeur dont il croyoit que chaque espèce étoit formée : 1º. flueurs - blanches *aqueuses*, 2º. *séreuses*, 3º. *lymphatiques*, 4º. *muqueuses*, 5º. *bilieuses*, 6º. *chyleuses*, 7º. *laiteuses*.

Vices de cette division.

Cette division est absolument arbitraire et fondée sur le simple soupçon que l'écoulement étoit formé, tantôt par le chyle, la bile, la lymphe, etc. dont l'existence, dans les différentes leucorrhées, n'est rien moins que prouvée.

3º. *Espèces admises par Cullen.*

Cullen n'admettoit que deux espèces de leucorrhées sous le nom de *Menorrhagia alba*, *Menorrhagia Nabothi :* la première, propre aux femmes qui ne sont pas grosses et arrivant sans vice local ; la seconde, propre aux femmes grosses.

Voici les caractères qu'il donne de ces deux espèces (1) :

Menorrhagia...
    Alba . . . { *Menorrhagia serosa sine vitio locali in non gravidis.*
    Nabothi . { *Menorrhagia serosa in gravidis.*

____

(1) *Nosologia culleniana ; vade mecum* de Tazevelle.

Vices de cette division.

Cette division est bien éloignée de pouvoir être appliquée au traitement d'une manière utile ; car peu importe que les leucorhées paroissent pendant ou hors la grossesse, etc. : cette division est donc insuffisante.

4°. *Espèces admises par Trnka.*

Trnka a fait deux genres de leucorrhées, *la vraie* et *la fausse.*

A). *La vraie* comprend quatre espèces : 1°. l'*utérine* ou la *vaginale*; 2°. la *récente* ou l'*ancienne* ; 3°. la *continuelle* ou l'*intermittente* ; 4°. la *simple* ou la *compliquée*, qui renferme quatre variétés : *a.*) compliquée avec la *fausse leucorrhée* ; *b.*) avec la *cachexie* ; *c.*) avec l'*hystérie* ; *d.*) avec un *ulcère.*

B.) *La fausse* comprend deux espèces : 1°. la *bénigne*, qui renferme *a.*) la *gonorrhée bénigne* ; *b.*) la *leucorrhée des femmes grosses* ; 2°. la *maligne.*

Cette division est fondée sur des variétés de siége dans la 1re espèce du 1er genre ; sur des variétés de durée dans la 2e, du type de l'écoulement dans la 3e, de la simplicité ou de la complication dans la 4e.

La 1re espèce du 2e genre est fondée sur la bénignité ; la 2e, sur la malignité de la maladie.

Vices de cette division.

Il est aisé de sentir les vices de cette division : 1°. ses bases, telles que le siége, la durée, le type, la simplicité ou la complication, la bénignité, la malignité, sont très-variables ; 2°. parce que presque toutes ces divisions n'établissent aucune différence dans la nature des différentes espèces, et sont conséquemment d'une foible utilité dans la pratique ; 3°. enfin, parce que les distinctions en *vraies*, en *fausses*, en *bénignes*, en *malignes*, ne portent dans l'esprit que des idées vagues qui ne peuvent nullement soulager la mémoire et faciliter l'étude.

5°. *Espèces admises par le professeur Pinel.*

Le citoyen Pinel a senti le vice des divisions admises par les différens auteurs, et il a pris pour base de la sienne les causes des leucorrhées. Il en a fait cinq espèces sous les noms de leucorrhée, 1°. *constitutionnelle*, 2°. *métastatique*, 3°. *syphilitique*, 4°. *par irritation locale*, 5°. *par suite de couches.*

a.) *Avantages.*

Les avantages de cette division sont, 1°. de n'être établie que sur une seule base (les causes) ; 2°. de ne présenter que des espèces simples qui admettent un traitement différent. Ce dernier avantage paroît être la raison qui a fait établir l'espèce syphilitique, qui, du reste, pourroit rentrer dans la 4e, c'est-à-dire par irritation locale. Toutes ces espèces sont susceptibles de complications.

b.) *Vice.*

Il est cependant des flux leucorrhoïques qui ne peuvent se ranger parmi les cinq espèces admises par le professeur Pinel.

c.) *Nécessité d'en augmenter le nombre.*

Tels sont , 1°. les leucorrhées dues aux dérangemens des menstrues , comme leur suppression , leur excès , leur irrégularité , leur approche , leur cessation : cette cause est si commune , le traitement de celles-ci diffère tellement de celui des autres espèces , qu'on ne peut se refuser de les admettre comme une sixième espèce. 2°. Les leucorrhées héréditaires sont assez fréquentes, et l'on sait combien le traitement des maladies héréditaires diffère de celui des maladies acquises : l'admission de cette septième espèce me paroît donc indispensable. 3°. Il en est d'autres qui pourront par suite être admises, telles que celles par causes morales , celle qui succède à une autre maladie dont elle paroît être la crise ; enfin celle qui survient par le dérangement des digestions , et qui disparoît lorsque les fonctions de l'estomac se rétablissent : mais on ne peut point encore établir ces dernières comme espèces , parce qu'elles ne sont pas fondées sur un nombre suffisant d'observations.

Quant au flux diversement coloré qui se manifeste assez souvent après les premières jouissances , si remarquable dans les quadrupèdes au temps du rut, et que Virgile a chanté dans ce vers :

> . . . . . . *Lentum distillat ab inguine virus.*
>
> (*Georg.* lib. III.)

je pense qu'on ne peut le regarder comme une maladie ;

d'ailleurs on pourroit le rapporter à l'espèce par irritation locale.

d.) *Doute sur la nature de quelques écoulemens.*

Il se présente ici plus de difficulté pour déterminer
la classification et même la nature des écoulemens qui
font le sujet des observations suivantes : car il s'agit de
décider si ce sont des hydropisies ou des leucorrhées.

73e *Observat.* Regardée par tous les auteurs qui la
citent, et par Fernel lui-même qui la rapporte (1),
comme un exemple de flueurs-blanches périodiques,
quoique ce dernier dise : Une femme avoit une hydropisie à chaque période menstruelle ; elle rendoit alors
par la vulve cinq à six pleins bassins d'eau d'un jaune
citrin ; les règles paroissoient ensuite et couloient comme
de coutume : chaque mois il se faisoit une pareille collection qui s'évacuoit avant l'éruption menstruelle. Elle
guérit et devint mère d'un enfant bien portant.
Les deux suivantes se trouvent dans une dissertation
intitulée : *De insigni aquæ ex utero effluxu* ; Argentorati,
1781.

74e *Observat.* Une femme bien constituée, née de
parens sains, étoit bien portante d'ailleurs, quoiqu'elle
rendît tous les jours par la vulve, depuis dix ans, une
très-grande quantité de fluide aqueux. Quelques personnes de l'art dirent à cette femme, sans l'examiner

____

(1) *Pathologiæ* lib. VI, cap. 15.

assez soigneusement , que sa maladie provenoit d'une chûte du vagin : un médecin s'assura de la fausseté de cette assertion , et regardant la maladie comme incurable , il crut inutile de prescrire des remèdes ; il conseilla seulement à la malade d'aller prendre les eaux d'OEger (carbonate , sulfate et muriate de soude , carbonate de chaux).

75e *Observat.* Une dame, après trois ans de mariage, et grosse de son 5e enfant, eut, avant l'accouchement, quelques malaises suivis d'une effusion considérable d'un fluide aqueux que les sages-femmes assurèrent n'être pas les eaux de l'amnios ; la quantité de ces dernières eût été moins considérable , d'ailleurs celles-ci sortirent ensuite avec le fœtus. L'accouchement fut laborieux : trois jours après elle sentit au côté gauche une tumeur douloureuse, un mal de tête violent , de la difficulté d'uriner, et elle eut de la fièvre ; les lochies ne couloient pas. L'évacuation d'une grande quantité d'eau la soulagea. Le sixième jour, outre les symptômes ordinaires, elle étoit constipée ; ce jour-là, l'issue des eaux fut énorme : dès-lors, perte d'appétit, insomnie, extrême débilité. Par suite les règles reparurent ; l'écoulement aqueux , qui avoit beaucoup diminué, fut pendant deux ans assez abondant pour remplir tous les jours deux grandes cruches : la malade pouvoit, en s'inclinant de manière que son ventre fût comprimé par sa cuisse gauche, faire sortir à volonté une grande quantité de fluide qui s'arrêtoit dès qu'elle se mettoit debout ou sur le dos. Lorsqu'elle ne donnoit pas issue de quelque temps à cette matière, elle éprouvoit dans la respiration un malaise et une gêne qui ne cessoient qu'après l'évacuation du fluide.

e.) *Solution.*

La première de ces observations me semble ne devoir être regardée que comme une hydropisie périodique qui tenoit à l'éruption menstruelle.

La seconde ne me paroît pas assez caractérisée pour être considérée comme une hydropisie plutôt que comme une leucorrhée.

Il est hors de doute que la troisième soit une hydropisie de l'ovaire, ou de quelqu'autre partie de l'uterus : les différentes situations de la malade donnoient lieu ou arrêtoient l'écoulement. Celui-ci se manifesta pour la première fois quelques instans avant l'accouchement, et fut distingué des eaux de l'amnios ; il existoit donc hydropisie utérine et grossesse en même temps : ce qui n'est pas très-rare.

Ce seroit ici le cas de demander s'il se forme des hydropisies dans les organes revêtus par les membranes muqueuses, et si ces affections ne sont pas propres à ceux que tapissent les membranes séreuses. L'uterus forme la seule exception connue (si l'on en excepte la tumeur buccale nommée *grenouillette*). La structure et les fonctions de cet organe semblent être les causes de cette exception. D'ailleurs, comme je l'ai dit au chapitre de l'*Organisation des membranes muqueuses*, ces dernières établissent avec le péritoine une double communication

nication au moyen des trompes qui pourroient peut-être bien, dans quelques hydropisies ascites , être les canaux qui livrent passage au fluide renfermé dans la cavité péritonéale pour le verser dans la cavité utérine. Ceci n'est qu'une conjecture que des ouvertures cadavériques exactes pourront peut-être vérifier un jour , mais qui ne me paroît pas plus invraisemblable que l'explication que Fernel donne de ces amas de fluides, et de ces torrens qui s'évacuent quelquefois par la vulve : « *Aqua tamen ex abdominis capacitate cœcam et inusitatam* » *viam sibi parat in uterum* , dit Fernel , *interdùm vena* » *cava solum sanguinis serum eodem instillat* (1). »

Quoi qu'il en soit de toutes ces explications , les trois exemples rapportés plus haut ne peuvent être regardés comme des leucorrhées.

f.) *Division en catarrhes* aigus *et* chroniques.

Enfin la division la plus essentielle pour le traitement, c'est celle en *catarrhes utérins aigus* et en *catarrhes utérins chroniques*. Toutes les espèces , excepté la constitutionnelle et l'héréditaire , viennent s'y ranger : ces deux dernières ne se présentent jamais dans l'état aigu, et semblent être chroniques dans toute la force de cette acception ; tandis que les autres espèces passent d'abord par l'état aigu avant d'arriver à l'état chronique.

Telles sont les divisions dont sont susceptibles jusqu'à présent les leucorrhées. Des observations plus exactes

______

(1) *Pathologiæ* lib. VI, cap. 15.

Catarrhe utérin.   L

pourront un jour permettre d'augmenter le nombre des espèces ; aujourd'hui on ne le peut sans s'exposer à voir s'écrouler une partie de l'édifice.

Je me borne donc à ne reconnoître que les espèces variétés et sous-variétés renfermées dans le tableau suivant :

§. I I I.

Tableau synoptique.

Genre catarrhe utérin (1).

Premier sous-genre.   *Espèces.*

Catarrhe utérin aigu . . . .
- Métastatique.
- Syphilitique.
- Par irritation locale.
- Par suites de couches.
- Par dérangement des menstrues.

Deuxième sous-genre.

Catarrhe utérin chronique . . . . .
- Constitutionnelle.
- Métastatique.
- Syphilitique.
- Par irritation locale.
- Par suites de couches.
- Par dérangement des menstrues.
- Héréditaire.

On peut composer les variétés des catarrhes utérins de ceux . . . . . .
- Par dérangement des digestions.
- Par causes morales.
- Par crises.

------

(1) Les changemens que j'ai établis sur la division des catarrhes utérins, ont été approuvés par le professeur Pinel, à qui je les ai communiqués. Son intention est de les adopter dans la seconde édition de sa *Nosographie philosophique.*

Elles ne pourront former des espèces que lorsqu'on les établira d'après un grand nombre d'observations (1).

Les sous-variétés sont formées par les complications, et les variétés de siége.

1°. Sous-variétés de siége . . { Dans l'uterus. / Dans le vagin.

2°. Sous-variétés de complications locales . . . . { Skirrhes . . . . . . / Ulcères . . . . . . / Polypes . . . . . . } Utérins. / Chûtes de matrice.

3°. Sous-variétés de complications générales . . . . . . { Atrophie. / Atonie générale. / Différentes fièvres . { Intermittente. / Lente. / Gastrique. / Symptomatique.

4°. Sous-variétés de complication avec lésion des

Systèmes . {

Cutané . . . . { Dartres. / Gales.

Pulmonaire . . . . | Phthisie.

Circulatoire . { Sanguin . . . { Hématurie. / Hémorrhagie utéro-intestinale. / Lymphatique. { Anasarque. / Ascite.

Gastrique . . . . { Entérite. / Obstructions viscérales.

Nerveux . . . . { Spasmes intestinaux. / Hypocondrie. / Mélancolie. / Hystérie.

___

(1) Ces trois variétés sont placées dans l'ordre de leur fréquence

Toutes les complications que j'établis comme sous-variétés sont tirées des différentes observations renfermées dans cet ouvrage.

---

décroissante ; de sorte que la première pourroit plus naturellement former une espèce que les deux autres : mais le nombre des observations qui l'établit n'est pas assez considérable. Le citoyen Hallé a cependant observé que les leucorrhées par dérangement des digestions, étoient assez communes pour en former une espèce. Dans ce cas, on pourroit la placer dans le deuxième sous-genre ; car elle se manifeste sans cuissons, sans douleurs ; mais elle fait éprouver des tiraillemens continuels d'estomac, et les femmes qui en sont affectées sont pâles, foibles. C'est au citoyen Hallé que je dois ces réflexions sur cette variété.

CHAPITRE XI.

Complications des catarrhes utérins.

Les catarrhes utérins n'existent pas toujours dans un état de simplicité ; on les trouve fréquemment compliqués, tantôt avec quelqu'affection locale, tantôt avec une affection générale, enfin avec l'affection de quelque système.

§. I.

Complications locales.

Les complications locales sont des engorgemens (1), des tumeurs (2), des excoriations simples ou gangréneuses des parties génitales (3), des skirrhes (4), des cancers utérins (5), des inflammations utéro - vaginales (6), des abcès de l'ovaire (7), des ulcères uté-

---

(1) 5o (*Rec.*).
(2) 3o (*Rec.*).
(3) 19, 48 (*Rec.*).
(4) 35 (*Rec.*). 76.
(5) 19 (*Rec.*). 54.
(6) 39.
(7) 2 (*Rec.*).

L 3

rins (1), des chûtes de matrice (2), des polypes dont
voici des exemples :

On trouva un polype implanté dans l'uterus de la leucorrhoïque du n°. 220, dont on fit l'ouverture à la Salpêtrière, au mois de floréal de l'an 9 (1801.)

76e *Observat.* Fréd. Hoffman (3) rapporte l'observation d'une dame de Berlin, qui rendit pendant plusieurs
mois par la vulve un fluide très-limpide, dont la quantité pouvoit s'élever à une livre par vingt-quatre heures.
La malade périt enfin dans l'éthisie.

A l'ouverture du cadavre on trouva la plus grande
partie de l'uterus skirrheuse et remplie par des polypes.

77e *Observat.* Mortimer (4) dit qu'après un accouchement heureux, une femme fut atteinte d'une leucorrhée qui dura sept ans, et qui étoit si abondante
qu'elle traversoit ses vêtemens et son siége. Ayant un
jour senti glisser un corps pesant dans son ventre, il
sortit de la matrice un polype qui prenoit naissance à
l'orifice utérin. Cette tumeur s'accrut au point de remplir et de distendre le vagin, et de se présenter à la
vulve. Lorsqu'on le pressoit, il rendoit une sanie fétide
et sanguinolente. La malade éprouvoit une grande douleur aux lombes et à l'uterus ; elle avoit le pouls petit,
de fréquens vomissemens, des sueurs abondantes, et

---

(1) 6, 7, 12, 13, 46, 51 (*Rec.*). 60.
(2) 20, 42 (*Rec.*).
(3) *Medicinæ rational. systema*, t. III, p. 160.
(4) *Journal de médecine*, t. III.

elle s'affoiblissoit de jour en jour. On appliqua une ligature au pédicule du polype ; on fit des injections dans le vagin, et on prescrivit des remèdes internes : au bout de trois jours les douleurs étoient encore très-vives ; la tumeur étoit livide, la matière de l'écoulement fétide, ichoreuse, semblable à celle des ulcères cancéreux. On fit plus fréquemment des injections, auxquelles on joignit le miel rosat et la teinture de myrrhe : la fétidité diminua, et le polype tomba au bout de quelques jours. Il avoit toujours été indolent ; il étoit dense, de la couleur du foie ; à l'intérieur il ressembloit aux tumeurs cancéreuses. Après sa chûte la malade reprit des forces ; mais elle ne jouit pas d'une bonne santé, et sa léucorrhée résista aux remèdes.

78e *Observat.* Lœw (1) parle d'une dame très-grasse qui eut une leucorrhée continuelle, purulente et fétide. On voyoit à la vulve une petite tumeur dont le pédicule étoit fixé dans l'orifice de l'uterus. Cette femme avoit cessé d'être menstruée. La tumeur croissoit de jour en jour ; son volume diminuoit lorsque la malade avoit des hémorrhagies utérines qui duroient plusieurs semaines. La saignée, les cathartiques, les diurétiques, les sudorifiques, les fumigations, les injections, un exutoire, ne guérirent ni la tumeur, ni la leucorrhée.

79e *Observat.* Boetticherus (2) a vu une femme de cinquante-trois ans, leucorrhoïque depuis plus de vingt

____

(1) *Acta natur. curios.* vol. I, *in append.* p. 72.
(2) *Ibid.* vol. X, observ. 100.

ans, qui avoit une anorexie, une cardialgie, des gonflemens d'estomac, des rots après ses repas, et une fièvre
lente ; elle etoit constipée, et elle éprouvoit des vertiges :
il se forma à l'entrée du vagin une tumeur qui en remplissoit l'orifice si exactement que l'urine pouvoit à peine
sortir. Cette tumeur étoit blanche, lamelleuse ; à mesure qu'elle croissoit, l'écoulement leucorrhoïque diminuoit, et la fièvre lente augmentoit. La tumeur étoit
indolente. Lorsqu'on en coupoit quelque morceau, elle
fournissoit beaucoup de sang, et le lendemain elle étoit
aussi volumineuse que la veille : pendant deux ans elle
rendit une humeur très-fétide, très-âcre, qui se mêloit
à celle des flueurs-blanches. On essaya mal-à-propos de
la disséquer, car elle causa une hémorrhagie mortelle.

Schneider (1) et J. N. Pallucci (2) avoient observé
que les polypes des narines étoient la suite des hémorrhagies et des coryza fréquens. Morgagni (3) a fait la
même remarque, et il attribue les fongosités et les
polypes utérins à un développement de la membrane
interne de l'uterus ou du vagin, développement semblable à celui de la membrane de Schneider, dans les
narines affectées de polypes.

---

(1) *De catarrhis.*
(2) *Ratio facilis atque tuta narium curandi polypos.*
(3) *De sedib. et caus. morb.* epist. 47, n°. 14 et 27.

(169)

§. II.

Complications générales.

Outre les complications locales que nous venons d'examiner, les catarrhes utérins sont quelquefois compliqués avec des affections générales : telles sont l'atrophie (1) , une atonie générale (2), différentes fièvres (3) ; par exemple, une fièvre intermittente (4), la fièvre lente (5), une fièvre gastrique (6) , ou une fièvre symptomatique (7).

§. III.

Complication avec affection de quelque système.

Les complications de catarrhes utérins se bornent quelquefois à un seul système , telles sont les suivantes : un vice psorique , dartreux , vénérien (8) ; la phthisie pulmonaire (9); l'hématurie (10) ; une hémorrhagie utéro - intestinale (2) ; le dérangement des menstrues ,

---

(1) 28 (*Rec.*).
(2) 22, 28 (*Rec.*).
(3) 24, 25, 26, 50 (*Rec.*). 39.
(4) 26 (*Rec.*).
(5) 25, 50 (*Rec.*).
(6) 24 (*Rec.*).
(7) 39.
(8) 26, 27, 41, 51, 52 (*Rec.*). 63, 65.
(9) 45 (*Rec.*).
(10) 12 (*Rec.*).
(11) 5 (*Rec.*).

tels que suppression , excès, diminution , irrégularité (1);
l'anasarque , l'ascite (2) ; l'entérite (3) ; les obstructions viscérales (4) ; les dérangemens des digestions (5) ;
les tumeurs et abcès abdominaux , les spasmes intestinaux (6) ; l'hystérie (7) ; la mélancolie (8) ; l'hypocondrie (9). En voici un exemple.

80e *Observat.* La femme d'un tisserand (10) , âgée de
vingt-trois ans , avoit, depuis neuf ans consécutifs, des
flueurs - blanches survenues à la puberté : elle vivoit
depuis long-temps avec intempérance. Elle resta stérile
les trois premières années de son mariage ; enfin, après
avoir usé de plusieurs remèdes, elle devint grosse. Jusqu'au milieu de sa grossesse, elle fut agitée par des
terreurs , de la tristesse , des craintes ; elle recherchoit
la solitude ; et toute son attention , fixée sur un seul
objet, la tenoit dans une espèce de délire : elle éprouvoit
des gonflemens de matrice. Enfin elle accoucha d'un
garçon qui lui ayant survécu de quelques mois, périt
enfin dans des convulsions épileptiques.

Telles sont les complications que me présentent les
observations contenues dans cet ouvrage.

---

(1) 16, 18, 22, 46, 47, 51, 53 (*Rec.*). 16, 96.
(2) 17, 41, 50 (*Rec.*).
(3) 34, 48 (*Rec.*).
(4) 81.
(5) 21 (*Rec.*). 10, 39, 82.
(6) 18 (*Rec.*).
(7) 27 (*Rec.*).
(8) 21 (*Rec.*).
(9) 51 (*Rec.*).
(10) De Muralto *Miscellan. nat. curios.* dec. 2, ann. 1, obs. 111.

CHAPITRE XII.

Diagnostic des catarrhes utérins.

LE diagnostic d'une maladie est la détermination des différences qui existent entre cette maladie et d'autres qui présentent des symptômes communs qui pourroient les faire confondre.

Le diagnostic des catarrhes utérins peut être envisagé sous deux rapports , ou relativement aux espèces du même genre entre elles , ou relativement à des maladies d'un genre différent , et qui ont des symptômes communs avec celle dont on veut établir le diagnostic : par exemple , le diagnostic d'une leucorrhée et d'un ulcère , ou d'un abcès utérin.

§. I.

Diagnostic relativement à d'autres maladies.

Voyons d'abord les différences qui existent entre les ulcères , les abcès utérins et les leucorrhées ; nous examinerons ensuite celles qui existent entre les différentes espèces de leucorrhées.

1°. *Relativement aux ulcères.*

Les leucorrhées pourroient être confondues avec un

ulcère utérin (1) ; mais on distingue les leucorrhées d'un ulcère utérin , en ce que l'ulcère est précédé de symptômes inflammatoires beaucoup plus graves que les leucorrhées , qu'il est suivi de signes de suppuration interne , tels que chaleur insolite par tout le corps , surtout aux paumes des mains ; peau sèche et aride ; face terreuse ; tristesse involontaire ; air de consternation ; frissons vagues ; fièvre augmentant le soir ; par fois sueurs colliquatives ; douleurs atroces et fixes au-dessus du pubis , et s'irradiant vers les aines , les grandes lèvres , la partie supérieure interne des cuisses ; écoulement très-fétide, diversement coloré, souvent brunâtre, ou avec quelques stries de sang. « *Suppurati autem hœc* » *sunt argumenta*, dit Hippocrate (2), *nimirùm quòd* » *infimum ventrem acerbus occupet dolor*, *ac in eum ve-* » *hemens pulsatio cadat ; quòd etiam mulier admotam al-* » *terius manum non sustineat.* »

Le toucher seul peut encore confirmer le diagnostic, lorsque l'ulcère est situé dans le vagin ou au col de l'uterns.

« Quand la matière de l'écoulement est d'une mau- » vaise odeur, très-fluide, noire ou brune, dit Klein, » elle provient d'un cancer ulcéré ; dans ce cas, si le » mal est au col de l'uterus, on reconnoît l'ulcère par » le toucher, et on sent que ses lèvres sont tuméfiées. »

Mais l'ulcère et la leucorrhée peuvent exister en même

— (1) « La difficulté qu'il y a, dit Bordeu (*Malad. chron.*), de dis- » tinguer les excrétions muqueuses d'avec le pus, pourroit faire croire » que les fleurs blanches opiniâtres sont une matière qui exsude de » petits ulcères. »

(2) *Dè morb. mulieb.* sentent. 9.

(173)

temps : ce que l'on distingue par les signes propres à chacune de ces maladies, sur-tout s'il y a préexistence de la leucorrhée.

2°. *Relativement aux abcès.*

Le diagnostic des catarrhes utérins d'avec celui d'un abcès utérin se tire de la marche de cette dernière maladie, qui est régulière; d'abord, chaleur, douleur pendant quelques jours, ensuite battemens dans un point fixe, douleur diminuant graduellement, cessation des battemens, frissons vagues et écoulement purulent. Dans le catarrhe utérin, la marche est moins régulière, sur-tout dans le chronique, et d'ailleurs le type n'en est pas le même.

L'examen de la matière de ces deux écoulemens pourroit servir à distinguer ces deux maladies. Dans l'abcès, le fluide est du pus; dans le catarrhe, c'est une matière muqueuse. Versé dans l'eau, le pus se précipite, s'y divise, s'y dissout; le fluide muqueux surnage, forme des filamens, des flocons, des stries : il faut avouer néanmoins la difficulté de ce diagnostic. L'observation suivante, tirée de Raulin, suffit pour le prouver.

81e *Observat.* Une dame avoit une leucorrhée dont la matière avoit été regardée par les médecins comme du pus venant d'un ovaire.

« La malade mourut. On m'appela, dit Raulin, avec
» d'autres médecins à l'ouverture de son cadavre; on
» trouva presque tous les viscères obstrués et en très-
» mauvais état; la matrice et les ovaires, principalement

» le gauche, où l'on croyoit le siége de la douleur qui
» l'avoit fait soupçonner de fournir la suppuration, étoit
» dans l'état le plus naturel et le plus sain. »

§. I I.

Diagnostic relativement aux espèces.

Je vais examiner le diagnostic, relativement aux
espèces entr'elles ; j'insisterai sur-tout sur l'espèce syphilitique, parce que c'est un point sur lequel les auteurs
ont commis le plus d'erreurs, et sur lequel ils ont fait
rouler tout leur diagnostic.

Première espèce. *Constitutionnelle.*

On ne peut confondre la leucorrhée constitutionnelle
avec les autres espèces. Dans ces dernières, les symptômes inflammatoires sont plus ou moins intenses ;
dans la constitutionnelle, ils sont très-foibles et souvent
nuls. Les trois signes particuliers de cette espèce, *lenteur des mouvemens, foiblesse des facultés intellectuelles
et des organes des sensations, mauvaise constitution,* suffisent pour la distinguer des autres. « On ne voit pas
« pourquoi, dit Bordeu (1), bien des personnes pensent
« que l'on peut confondre les flueurs-blanches avec une
« gonorrhée (espèce *syphilitique*) : les flueurs-blanches
« (il parle de l'espèce *constitutionnelle,* comme on le
« voit par les signes suivans), paroissent être un

____

(1) *Maladies chroniques.*

(175)

« mélange de sucs aqueux et muqueux ; elles sont le
« produit du travail de tout le corps ; c'est ce que
« font présumer les douleurs , les lassitudes sponta-
« nées , la foiblesse , la maigreur et les dérangemens
« d'estomac dont sont affligées les femmes qui ont des
« flueurs-blanches. »

Au chapitre *des symptômes*, j'ai dit que ceux des espèces
(excepté la *constitutionnelle*) se confondoient, et que
nous n'avions d'autre moyen de distingner ces espèces
que la connoissance des causes et circonstances antécédentes. Je vais donc parcourir sous ce rapport les
espèces les unes après les autres ; c'est le moyen de
les distinguer.

Seconde espèce. *Syphilitique.*

L'on reconnoît que l'espèce est syphillitique, par
la connoissance des chances qu'a courues une femme ,
en s'exposant à l'infection avec des hommes infectés
de virus vénérien. En supposant l'absence des flueurs-
blanches avant l'infection , et celle des circonstances
antécédentes qui déterminent les autres espèces , il est
certain que la leucorrhée est syphilitique ; cependant
il reste encore un doute , c'est celui de savoir si l'écoulement provient de la simple irritation mécanique produite par des excès de coïtion , ou par le virus que
cet acte a pu inoculer : la complicité de ces deux causes,
qui sont inséparables , ne peut que rendre le diagnostic
très-douteux, sur-tout, si avant une copulation suspecte ,
il existe déja un écoulement leucorrhoïque auquel vient
se confondre celui qui m'occupe.

Avouons donc sur ce point l'inexactitude du diagnostic, et que cette incertitude ait au moins la double utilité de rendre prudens les médecins dans leurs décisions, et les libertins dans leurs débauches.

Jusqu'à ces derniers temps, les divisions en espèces admises par les auteurs n'avoient pu être que d'un foible secours dans la pratique , et il importoit peu d'en chercher le diagnostic ; aussi désignoient - ils les catarrhes utérins sous le nom collectif de flueurs-blanches : on sent combien peu cette maladie étoit approfondie. Les anciens , dans les écrits desquels on ne trouve que des exemples de leucorrhées dans les femmes très-âgées, se bornèrent à tracer le diagnostic des flueurs-blanches d'avec celui des ulcères utérins ; ils n'ont pas laissé de preuves de connoissances précises sur les causes métastatique et syphilitique des leucorrhées : cependant le citoyen Swediaur (1) a débrouillé avec un courage infatigable des observations prises parmi des personnages marquans dans l'antiquité, qui prouvent que les écoulemens génitaux des hommes et des femmes étoient connus, et pouvoient être rapportés à différens virus ; mais il n'est pas constant que le syphilitique ait été connu dans ces temps reculés.

Ce n'est que depuis que Christophe Colomb, Améric Vespuce, et autres voyageurs, ont rapporté avec les trésors du Nouveau-Monde une maladie qui paroît avoir été méconnue avant cette époque, que les médecins ont vu par-tout le vice vénérien , sur-tout dans des

____

(1) Préface du *Traité des maladies syphilitiques.*

écoulemens

écoulemens dont ils n'avoient jamais débrouillé les causes : on oublia jusqu'aux ulcères utérins, pour ainsi dire, et on ne vit dans les flux génitaux d'autres causes que la vérole. On se contentoit ordinairement d'examiner légèrement la couleur, la densité de la matière de l'écoulement, et les replis vaginaux ; et l'on prononçoit avec une assurante témérité que c'étoit une *chaude-pisse* (espèce *syphilitique*) : j'ai vu des praticiens, d'ailleurs instruits, cesser de donner à cette occasion des preuves de leur mérite. On est plus circonspect depuis que Swediaur a donné l'éveil, et a démontré que les écoulemens génitaux n'étoient pas toujours l'effet du virus vénérien ; mais que les virus dartreux, arthritique, etc. les irritations chimiques ou mécaniques appliquées aux organes génitaux, y déterminoient une augmentation de sécrétion muqueuse : ceci est donc prouvé par l'observation. Dans le chapitre des causes, j'en ai donné plusieurs exemples.

On sent par ce que je viens de dire combien le diagnostic devoit être inexact, et combien il le sera toujours, tant qu'on ne remontera pas à la connoissance des circonstances antécédentes.

A.) *Opinion des auteurs sur le diagnostic de l'espèce syphilitique.*

Je vais examiner l'opinion des auteurs sur le diagnostic de la leucorrhée syphilitique ; l'on verra sur quoi ils le fondoient.

Catarrhe utérin.   M

a.) Siége.

De Graaff (1) dit que l'on distingue les flueurs-blanches de la gonorrhée vénérienne, en ce que les premières viennent du vagin et de la matrice ; au lieu que la dernière (gonor. vénér.) se borne ordinairement au vagin, sur-tout à sa partie antérieure ou aux environs de l'urètre, du clitoris et des lacunes que l'on trouve entre les nymphes. « *Si quidem meatûs urinarii exitum* « *circumsistentes partes (in quibus lacunarum exitus ter-* « *minantur) mucosâ quâdam materiâ obsesas, ac inter-* « *dum exulceratas, reperies* », dit de Graaff. Il regarde l'inspection de ces parties comme suffisante pour distinguer les flueurs-blanches de la gonorrhée vénérienne.

Il trouva un cas qui confirmoit son opinion, dans le cadavre d'une femme qui avoit eu une leucorrhée vénérienne : « *utero ejusque vaginâ innoxiis*, dit-il, « *corpus glandosum, sive prostatas uretrœ circùm positas,* « *solum male affectas fuisse.* «

Gault. Charleton (2), et Van-Swieten (3) sont du sentiment de de Graaff. Van-Swieten dit qu'on peut reconnoître la gonorrhée, en ce que dans cette maladie, la glande prostate qui environne l'orifice de l'urètre est tuméfiée, et fournit, ou d'elle-même, ou quand on la presse, une matière puriforme.

Baillou, Baglivi, Astruc, Pitcarn, Raymond et presque

---

(1) *De mulier. organ.* p. 140.
(2) *De caus. catamœn. et rhum. uteri.*
(3) *Comment. in Herman. Boerrhaave.*

tous les auteurs, avouent la difficulté de distinguer les flueurs-blanches de la gonorrhée vénérienne; cependant ils conviennent tous que l'on peut tirer des éclaircissemens de l'inspection des parties qui présentent un aspect inflammatoire autour de l'urètre et dans les mêmes endroits dont l'examen suffit à de Graaff pour le diagnostic de ces deux maladies. L'observation 39 pourroit seule démentir cette assertion.

b.) *Couleur.*

Fernel et beaucoup d'autres regardoient la couleur verdâtre des leucorrhées comme un signe d'ulcère et d'érosion; mais l'opinion des praticiens qui croient encore que cette couleur est une preuve de virus vénérien, n'est pas mieux fondée. Les connoissances que nous avons acquises sur la structure et les phlegmasies des membranes muqueuses, rendent nos idées plus exactes que celles des anciens sur cette matière. L'analogie frappante qui existe entre les catarrhes des autres parties, et ceux des organes génitaux, nous désabuse sur la fausseté de ce diagnostic, et aujourd'hui cette couleur verdâtre de l'écoulement n'est pas plus une preuve d'ulcère utérin ou d'infection vénérienne, que la couleur verte que prend le mucus nasal dans le coryza n'est un signe d'écoulement ulcéreux et vénérien.

c.) *Odeur.*

Levret tire le diagnostic des leucorrhées et de la onorrhée de l'odeur de la matière de l'écoulement.

Voici comment il s'explique au n° 855 (*art. des accou-chemens*). « Les femmes qui accouchent pendant un
« écoulement actuel de gonorrhée virulente , et celles
« qui ont la masse du sang infectée de virus scorbutique ,
« rendent des lochies verdâtres ou de couleur de feuilles
« mortes ; mais les premières exhalent une odeur fade
« et nauséabonde , et les autres sont d'une puanteur de
« charogne. «

Ce diagnostic est aussi inexact que les précédens ; et
l'expression vague et triviale par laquelle l'auteur dé-
signe l'odeur de l'écoulement , devroit être bannie de la
bouche d'un homme qui parle au public : d'ailleurs ,
ce n'est pas au moment de l'accouchement qu'il s'agit
d'établir le diagnostic de ces deux maladies.

d.) Densité.

Doit-on avec Pitcarn (1) regarder la densité ou la
ténuité de la matière comme un signe distinctif de la
gonorrhée vénérienne et des flueurs-blanches ? « *Fluor*
« *albus non gallicus est viscidus ; at gallicus fluor non*
« *est viscidus , sed tenuis et serosus planè.* »
Ce symptôme a été mal observé ; car on sait aujour-
d'hui que dans les leucorrhées, de quelque nature qu'elles
soient , la matière prend différens degrés de consistance,
suivant les diverses époques de la maladie : quand elle
est aiguë, la matière prend divers degrés successifs de
densité ; quand elle est chronique, la matière est tantôt
claire , tantôt épaisse.

---

(1) *Elementa medicinæ.*

e.) Quantité.

On a cru que la matière des flueurs-blanches étoit plus abondante que celle de la gonorrhée vénérienne ; mais ceci est contredit par l'observation de Klein, qui a vu une femme dont l'écoulement vénérien étoit si considérable, que les matelas et les linges dont elle se garnissoit en étoient traversés.

f.) Cessation de la leucorrhée pendant les menstrues.

Baglivi avoit dit que l'enflure livide des paupières faisoit distinguer les flueurs-blanches de la gonorrhée ; mais il fondoit sur-tout son diagnostic sur la cessation de l'écoulement leucorrhoïque pendant les menstrues. Voici la traduction littérale de ce qu'il dit sur ce diagnostic (2) : « Les flueurs-blanches et la gonorrhée vé- « nérienne sont accompagnées de symptômes si res- « semblans, que quelque médecin que ce soit se trompe « presque toujours sur leur diagnostic ; sur-tout lorsque « de petites maîtresses (*mulierculæ*), après avoir con- « tracté une gonorrhée par un commerce impur, fei- « gnent par pudeur d'avoir des flueurs-blanches. Pour « éviter par la suite cet inconvénient, je donnerai un « signe infaillible de distinguer ces maladies l'une de « l'autre. Demandez à la femme, dit-il, si, au retour « de ses règles, cet écoulement de matière blanche « continue : si elle répond affirmativement, dites-lui

---

(1) *Prax. med.* lib. II, cap. 8, art. 3.

« que sa maladie est une gonorrhée vénérienne. Mais
» si pendant la menstruation, l'écoulement blanc se
» dissipe, et reparoît ensuite lorsque ses règles se sont
» arrêtées, soyez certain que la femme a des flueurs
» blanches.

» Certains signes trompent, mais celui-ci est cons-
» tant, et élude manifestement la ruse des femmes. »
(*Et mulierum dolum apertè deludit.*)

Fernel (1), Ludov. Mercatus (2), Moriceau (3),
Rodericus-à-Castro (4), Jac. Primerosius (5), sont tom-
bés dans la même erreur ; car il est aisé de sentir que
c'en est une, parce que l'écoulement leucorrhoïque
n'est rendu insensible que par la couleur rouge du
sang menstruel, qui masque une nuance beaucoup plus
claire, à moins que la leucorrhée ne coule très-abon-
damment : d'ailleurs Baillou a vu couler des leucorrhées
en même temps que les menstrues. « *Nos contrà*, dit-il,
» *in misellâ muliere utrumque simul flucre observavimus,*
» *et saniosa excretio per muliebrem fluorem adeo fœda*
» *erat ut nullus esset ferendo* (6). »

g.) Nature de l'écoulement et traitement.

Ambr. Paré dit que l'on peut distinguer les flueurs

---

(1) *Patholog.* lib. II, cap. 16.
(2) *De affectib. mulier.* lib. I, cap. 15.
(3) *Maladies des femmes grosses.*
(4) *De morb. mulieb.* cap. 14.
(5) *De morb. mulier.*
(6) *In* páradigmate 160.

blanches de la gonorrhée virulente , en ce que cette
dernière présente un écoulement purulent que l'on ne
peut guérir que par les sueurs et la salivation (1).

On sait maintenant que la matière des leucorrhées
n'est pas du pus, et qu'elle n'en a que l'apparence ;
on sait de plus que les gonorrhées vénériennes se guérissent fort bien sans mercure, de même que les flueurs-
blanches : ainsi le diagnostic admis par Paré est insuf-
fisant. D'ailleurs, pour s'assurer que les flueurs-blanches
ne sont pas vénériennes, on ne peut pas débuter par
l'emploi du mercure, dont les *oreilles chastes* sont toujours prêtes à s'offenser.

h.) *Inutilité du diagnostic.*

Mais pourquoi tant s'inquiéter d'un diagnostic aussi
difficile, s'il est vrai, comme le dit Pitcarn, qu'il soit
inutile ? « *Non opus est distinguere inter fluorem mulie-*
» *brem gallicum et non gallicum , cùm rarò secùs ac in*
» *viris possit fluor albus tolli, etiam virulentus non sit ,*
» *nisi remediis lui gallicæ propriis.* »

B.) *Nécessité de remonter aux circonstances antécédentes.*

Je ne saurois mieux terminer le diagnostic de l'espèce
syphilitique que par l'observation suivante tirée de
Trnka d'après Scharschmidt ; elle en fait voir la difficulté, à moins que l'on ne remonte aux circonstances

---

(1) *De homin. generatione.*

éloignées, et que l'on ne s'éclaire par l'effet des médicamens qu'on emploie.

82e. *Observat.* Une dame de 32 ans, sanguine, d'une
foible constitution , après de fréquentes hémorrhagies
nasales dans son enfance , fut menstruée à 15 ans sans
indisposition. Par suite, cet écoulement fut régulier ;
la jeune personne menoit une vie douce et active. S'étant
mariée à dix-neuf ans, elle devint en six ans mère de
trois enfans sains et vigoureux. S'étant remariée à vingt-
sept ans, elle éprouva, quelques semaines après son
mariage, une leucorrhée qui persista pendant cinq ans,
et elle n'eut pas d'autres enfans. Ce flux, modéré et indolent au commencement, et sans aucun symptôme
fâcheux, précédoit et suivoit le flux menstruel ; il fut
négligé pendant un an : mais ayant beaucoup augmenté,
quoique peu incommode, et paroissant être cause de la
stérilité, la malade demanda des secours ; elle fut saignée
au bras, prit quelques bains et plusieurs médicamens.
Comme le traitement avoit été sans succès le premier
mois, la malade le négligea pendant quelques mois.
L'écoulement ayant considérablement augmenté , elle
prit des médicamens mal dirigés : le flux étoit continuel, et ne sembloit disparoître que pendant les menstrues, et reparoissoit ensuite ; la matière étoit muqueuse ;
elle n'étoit point âcre, et ne produisoit du prurit et de
l'ardeur que par intervalles, et lorsqu'elle devenoit jaunâtre ; ces symptômes se dissipoient par l'usage des
cathartiques, et la quantité de l'écoulement diminuoit.
Il y avoit plusieurs signes d'embarras gastriques : on

employa les diaphorétiques , pour exciter les sueurs auxquelles la malade avoit quelques dispositions vers le matin , malgré ses horripilations, afin de débarrasser l'uterus des humeurs qui y affluoient. Après dix ou douze jours de leur usage , l'écoulement diminua sensiblement, et disparut presqu'entièrement. Les menstrues étoient très-régulières ; cependant la malade ne prenoit ni force, ni embonpoint. Il survint une pesanteur des jambes , un exhantème suspect entre les épaules , un rhumatisme à la tête et aux membres avec douleur , qui augmentoit sur-tout pendant la nuit. Ces symptômes firent soupçonner un vice vénérien dont la malade ne se doutoit pas. On lui donna chaque matin une forte décoction de bois sudorifiques ; elle prenoit ensuite un bain , et en sortoit pour se mettre au lit où elle suoit ; les sudorifiques , le mercure doux, les pilules balsamiques le soir , une tisane de saponaire et de réglisse pour boisson furent prescrits ; on régla le régime , et on interdit les approches conjugales. Dès le commencement de ce traitement , il parut des exhantèmes au dos et au front ; ils disparurent au bout de trois semaines avec les autres symptômes. Les forces se rétablirent notablement ; mais au bout d'un mois, la leucorrhée reparut : elle étoit très-âcre. On en découvrit enfin la cause dans une gonorrhée maligne et de longue durée, que le mari avoit eue un an avant son mariage ; malgré qu'elle parût guérie avant cette époque , le mari avoit par intervalles un écoulement tantôt blanc, tantôt jaune par l'urètre , mais peu abondant. Par fois, après avoir bu du vin pur en certaine quantité , il ressentoit des engorgemens glanduleux des aines, une gêne dans le gosier, et d'autres signes d'une angine tonsillaire, des douleurs violentes à la tête et aux cuisses, sur-tout pendant la nuit : ces symptômes duroient peu de temps, et se dissipoient, ou spontanément, ou par l'usage des diaphorétiques et des cathartiques ; du reste l'appétit, les forces, la santé n'étoient pas altérés. D'après la connoissance de ces circonstances, le mari et la femme furent mis pendant un mois à l'usage de la décoction sudorifique, des bains et du mercure doux ; leur leucorrhée s'arrêta entièrement, et un an après la femme devint mère d'un enfant bien portant.

Troisième espèce. *Métastatique.*

Sous la dénomination de *métastatique* se rangent les catarrhes utérins qui surviennent par la suppression de quelqu'écoulement, d'une éruption, d'arthritis, de coryza, d'une évacuation habituelle, d'une fièvre, etc.

L'examen de toute la surface du corps, la connoissance de la disparition de quelque maladie ou d'une évacuation habituelle, l'apparition de quelques symptômes fâcheux lors de ces suppressions, leur cessation lorsque l'écoulement a paru, distinguent suffisamment l'espèce *métastatique* des autres espèces.

Quatrième espèce. *Par irritation locale.*

Celle-ci se distingue des autres, en ce qu'elle est survenue à la suite de la masturbation, d'une coïtion non suspecte, mais trop ardente, d'injections irritantes, de l'application d'un pessaire, ou de l'introduction de quelqu'autre corps étranger. Lorsqu'elle est la suite de la coïtion, elle offre de la difficulté dans le diagnostic, parce que l'acte lui-même a pu exposer à la contagion vénérienne : dans ce cas, l'aveu ou l'examen de l'homme avec qui la femme a eu commerce, pourroit éclairer le diagnostic ; mais ce moyen n'est pas toujours en notre pouvoir. La durée moindre de cette espèce que celle de la syphilitique peut alors la faire distinguer de cette dernière.

Cinquième espèce. *Par suite de couches.*

Les leucorrhées qui surviennent à la suite des couches ne datent que de cette époque, et avant que la femme ait eu aucune approche conjugale ; elles succèdent sans interruption bien marquée aux lochies dont elles ne semblent être que la continuation ; elles sont très-abondantes, sur-tout dans les femmes qui n'allaitent pas leurs enfans.

Sixième espèce. *Par dérangement des menstrues.*

Cette espèce a lieu par la difficulté, l'excès, la suppression, l'irrégularité, la diminution ou la cessation des menstrues. L'âge de la malade, les circonstances qui ont pu supprimer, augmenter et faire varier le type des menstrues, étant connus, et l'absence des causes déterminantes des autres espèces supposée, on peut aisément parvenir à distinguer cette espèce des autres.

(188)

Septième espèce. *Héréditaire.*

La leucorrhée héréditaire se distingue des autres, en
ce qu'elle paroît dans le plus bas âge. Lorsque de
très-jeunes filles nées de mères leucorrhoïques avant ou
pendant leur grossesse, ont des flueurs - blanches en
certaine quantité, sans avoir été soumises aux causes
déterminantes des autres espèces, la maladie est héréditaire.

L'auteur anonyme d'un ouvrage intitulé : *Médecine
expérimentale ou Résultats d'observations anatomiques et
pratiques*, les regarde comme héréditaires, quand elles
paroissent à un âge très-tendre.

« Ce n'est, dit Raulin, que depuis que les femmes
» se sont fait une habitude des excès et des abus dans
» le régime, que cette maladie est de tous les âges,
» depuis la plus tendre jeunesse jusqu'à la vieillesse
» la plus reculée....... j'ai toujours regardé ces pertes
» dans les enfans comme purement héréditaires. »

M. Mahon dit (1) que « dans les commencemens
» de l'établissement de l'hospice de Vaugirard, on prit
» pour un écoulement gonorrhéique une matière lym-
» phatique que l'on voyoit suinter entre les grandes
» lèvres des petites filles nouvellement nées, quelquefois
» avec assez d'abondance ; mais cet écoulement, qui est
» presque toujours muqueux et blanchâtre, est commun à
» tous les enfans nouveaux-nés, excepté aux enfans mâles

____

(1) Vol. III de la Société médicale d'émulation.

» qui n'ont aucun écoulement par l'urètre ; mais
» quand l'écoulement d'une lymphe colorée se mani-
» feste à une époque éloignée de la naissance, il y a
» lieu alors de le suspecter : j'en pourrois, ajoute-t-il,
» citer plusieurs exemples. »

Il est difficile, comme on voit, de décider si les flueurs-blanches sont héréditaires, à moins que l'on ne s'assure que les leucorrhoïques ont eu ces écoulemens dès leur plus bas âge, et avant d'avoir été soumises aux influences des causes déterminantes des autres espèces.

Voilà ce que l'état actuel de la science peut offrir sur le diagnostic des différentes espèces de catarrhes utérins. On voit que ce n'est pas la partie la plus avancée. Peut-être un examen analytique des différentes espèces pourra-t-il un jour présenter des moyens plus faciles et plus satisfaisans pour distinguer les espèces les unes des autres.

CHAPITRE XIII.

Pronostic des catarrhes utérins.

LE pronostic est la prédiction des événémens heureux ou funestes d'une maladie.

§. I.

Pronostic suivant les espèces.

Le pronostic des leucorrhées varie, 1º. suivant les espèces ; 2º. suivant la simplicité ou les complications, la quantité du flux et l'ancienneté de la maladie ; 3º. suivant l'âge de la malade , et les différentes circonstances où elle se trouve.

Première espèce. *Constitutionnelle.*

Cette espèce présente des motifs de crainte que l'on n'a pas dans les autres : dans celle-ci , tous les systèmes paroissent affectés , et la maladie entretenue par la constitution même du sujet ; tandis que dans les autres la leucorrhée tient uniquement à un vice local.

En général, le pronostic de la leucorrhée constitutionnelle est fâcheux , parce qu'elle est toujours incurable , et accompagne les malades jusqu'à la mort , suivant la remarque de Klein , et qu'elle mène souvent à l'hypocondrie et aux autres affections nerveuses.

(191)

Les flueurs-blanches qui dépendent d'un état cachectique et d'une grande débilité de l'estomac, dit Klein,
conduisent au marasme et à la fièvre lente.

Seconde espèce. *Syphilitique.*

Lorsqu'elle est simple et récente, elle est peu fâcheuse,
et elle se guérit facilement. Lorsqu'elle est ancienne, il
y a toujours lieu de soupçonner une infection générale,
à cause de l'étendue de la surface exposée à l'action du
virus. Lorsqu'elle est récente, mais compliquée d'ulcères,
le pronostic est le même que lorsqu'elle est ancienne,
parce que l'infection est également probable.

Boerhaave assure que les femmes grosses atteintes
de flueurs-blanches vénériennes ne communiquent pas
la vérole à leurs enfans, lorsque le siége de la maladie
est dans les follicules muqueux qui entourent l'urètre,
ou bien dans l'uterus même. Ceci auroit besoin d'être
confirmé par des faits bien avérés.

Le pronostic de cette espèce est fâcheux en ce qu'elle
est contagieuse.

Troisième espèce. *Métastatique.*

L'apparition des flueurs-blanches lors de la suppression d'un écoulement habituel de quelque partie, d'une
éruption, d'une fièvre, etc. est toujours d'un bon augure : elle s'oppose d'abord à des accidens plus graves.
« Ce flux, dit Ambroise Paré (1) garantit quelquefois

----

(1) *De hominis generatione.*

» de maladies plus dangereuses ; il faut alors se garder
» de le supprimer, car sa suppression est suivie d'acci-
» dens plus ou moins graves, et même de maladies
» mortelles ». (Voyez le chapitre des *Suppressions.*)

« Ce flux est quelquefois critique, dit Klein, et n'a
» rien de fâcheux, pourvu qu'il ne soit ni continuel,
» ni excessif. »

Quatrième espèce. *Par irritation locale.*

Cette espèce est la moins fâcheuse de toutes, parce
qu'en général sa cause n'est pas permanente, et qu'elle
est facile à éloigner.

Cinquième espèce. *Par suites de couches.*

Le pronostic de cette espèce varie suivant l'état de
débilité générale de l'individu, et de celui de la matrice
en particulier, dont l'atonie est d'autant plus grande,
que le produit de la conception est plus volumineux;
il varie suivant les manœuvres indiscrètes ou un accouchement laborieux. Plus les causes débilitantes de l'uterus
sont intenses, plus le pronostic devient fâcheux. La
leucorrhée par suites de couches est aussi et plus fréquente et plus rebelle dans les femmes qui ne nourrissent pas, que dans celles qui nourrissent (*Astruc*).

Sixième espèce. *Par dérangement des menstrues.*

On sent que ce dérangement doit varier dans ses
influences, suivant son ancienneté, ses causes et sa
nature.

nature. Les leucorrhées par dérangement des menstrues ne se guérissent que lorsque le flux périodique a repris son cours naturel. Du reste le pronostic en est le même que pour les autres espèces.

Septième espèce. *Héréditaire.*

En général on doit s'attendre dans cette espèce, comme dans toutes les maladies dépendantes de l'organisation primitive, à trouver beaucoup de difficultés à la combattre avec succès. Ce n'est qu'en éloignant dès le bas âge toutes les causes disposantes, et en changeant le tempérament des malades, qu'on peut à la longue espérer de les guérir. Raulin en offre deux exemples remarquables dans les observations 83 et 84.

§. I I.

Pronostic suivant la simplicité, les complications, etc.

Ce qu'il me reste à dire sur le pronostic des catarrhes utérins est commun à toutes les espèces.

1º. *Pronostic suivant la simplicité.*

En général, les leucorrhées simples sont peu fâcheuses, car toutes les femmes les supportent sans beaucoup d'indisposition, et elles n'exposent point la vie des malades.

2º. *Pronostic suivant la complication.*

Les leucorrhées compliquées, sont plus rebelles,

Catarrhe utérin. N

et leur pronostic varie suivant la nature de la complication.

Elles restent incurables quand elles sont compliquées d'affections profondes de l'uterus.

a), *Avec fongosités du vagin*

Lorsqu'elles se compliquent de fongosités du vagin, elles guérissent difficilement, parce que l'état de relâchement qui donne lieu à ces boursouflemens, entretient la leucorrhée.

b). *Avec polypes utérins.*

La présence d'un polype dans l'uterus ou le vagin rend fâcheux le diagnostic par plusieurs raisons, 1°. parce que le polype est une cause permanente qui entretient la maladie, lorsqu'il est situé de manière à ne pouvoir être extirpé ; 2°. parce que son extirpation elle-même peut donner lieu à une leucorrhée, bien loin de la guérir. Tel est le cas dont parle Wierus et celui de l'observation deuxième des complications locales.

c). *Avec chûte de matrice.*

Les chûtes de matrice entretiennent les flueurs-blanches par l'engorgement qui résulte de cette chûte et de l'irritation continuelle qui suit ce déplacement. Ainsi le pronostic est fâcheux lorsqu'on ne peut retenir l'uterus en place.

d). Avec skirrhes.

Les catarrhes utérins compliqués de skirrhes des glandes du col de l'uterus sont incurables, dit Dolæus. Les skirrhes que font soupçonner des varices dans les femmes qui ne sont pas grosses, suivant Klein, et que confirme le toucher, font encore varier le pronostic, suivant leur situation, leur volume et leur disposition à la dégénérescence cancéreuse ; mais, en général, les flueurs-blanches compliquées de skirrhes sont fâcheuses, soit par rapport au skirrhe lui-même, soit par sa seule présence, qui suffit pour entretenir l'écoulement.

e). Avec ulcères utérins.

La complication la plus fâcheuse, et malheureusement une des plus communes, c'est celle avec ulcères utérins. On sent combien les différentes espèces d'ulcères peuvent faire varier le pronostic.

Les simples ulcérations suffisent dans ces parties pour rendre les leucorrhées incurables : les ulcères cancéreux qui compliquent ces maladies, les rendent non seulement incurables, mais la complication elle-même est mortelle. On n'a aucun exemple de guérison d'un cancer utérin. Les douleurs atroces, la résorption de l'ichore, la fièvre lente, qui en résultent, doivent faire porter un pronostic très-fâcheux. « *Effluxus ichoris ex* » *flavo viridescentis et fœtidi, remanentibus reliquis febris* » *inflammatoriæ symptomatibus, imò per momenta incre-* » *menta capientibus, ut plurimùm funestus est* » , dit G. Ph. Nenter.

N 2

3º. *Pronostic suivant la quantité du flux.*

Les leucorrhées peu abondantes sont peu incommodes. « *Quædam autem magno cum commodo fluxum hunc experiuntur, modò sit moderatus* », dit Aristote (1) ; mais ailleurs (2), il prétend que cette maladie s'oppose à l'accroissement des femmes, et les exténue.

4º. *Pronostic suivant l'ancienneté du flux.*

Les flueurs-blanches récentes se guérissent quelquefois aisément ; les anciennes sont rebelles, et presque toujours incurables. Ces dernières sont fâcheuses, en ce qu'elles rendent souvent stériles les femmes qui en sont atteintes depuis long-temps, comme l'avoit observé le Père de la médecine (3) : « *Quæ perhumidos habent uteros gravidari nequeunt, extinguitur enim in eis genitura. Et* ailleurs (4) : *Si uteri lubrici fuerint*, dit-il, *mulier non concipit, semen enim foras elabi sinunt* ». Lorsqu'elles sont anciennes, elles sont très-difficiles à guérir, comme le remarque G. Ph. Nenter (5) : « *Quod fluoris curationem concernit, hic sæpius imprimis si inveteratus est, reverà scandalum est medicorum, et non obstantibus omnibus, etiam optimis remediis exhibitis, pertinaciter durat.* »

----

(1) *De generatione animali.*
(2) *Ibid.* lib. VII.
(3) Sect. 4, aphor. 42.
(4) *In* lib. *De sterilitate.*
(5) *Patholog. medica.*

5°. *Pronostic suivant l'âge et différentes circonstances.*

A.) *L'âge des individus.*

a.) *Jeunesse.*

b.) *Vieillesse.*

Quand les leucorrhées sont très-anciennes, et qu'elles arrivent à un âge avancé, elles ne guérissent pas. « *Fluor hic in senioribus propè incurabilis est, et eas usque* » *ad mortem comitatur* », dit Hippocrate (1). Arétée (2) assure que les flux blancs sont plus nuisibles aux jeunes filles qu'aux femmes âgées, et que l'inverse a lieu pour les flux rouges. « *Sed reverà*, dit-il, *senioribus infes-* » *tiores sunt rubri fluxus, minimè autem puellis quibus* » *magis albi nocent.* »

B). *Plusieurs circonstances.*

Plusieurs circonstances, telles que celles qui suivent, font varier le pronostic des catarrhes utérins.

a.) *Menstrues.*

b.) *Chlorose.*

Ceux qui arrivent à chaque période menstruelle, ou aux femmes bien réglées, sont moins rebelles que dans

---

(1) *De morb. mulieb.* lib. II.
(2) *De signis et caus. morb. diuturnor.*

N 3

les circonstances contraires (G. Ph. Neuter). Ils ne cessent ou ne diminuent , suivant la remarque de Dolæus , dans les chlorotiques , que lorsque celles-ci prennent de la vigueur.

c.) *Grossesse.*

Les flueurs-blanches qui sont un symptôme de la grossesse disparoissent après les couches.

d.) *Diarrhée.*

La diarrhée qui survient aux leucorrhoïques est d'un assez bon augure : lorsqu'elle se soutient, elle diminue , et fait même cesser quelquefois les leucorrhées.

e.) *Convulsions.*

Les convulsions qui surviennent aux leucorrhées sont funestes , comme l'observe Hippocrate (1) : « *Si fluori supervenerit convulsio , malum est.* »

f.) *Lieux , saisons , tempéramens ,* etc.

A ces circonstances, on peut ajouter celles des lieux , des saisons , des tempéramens , qui , ayant des influences dans la détermination des catarrhes utérins , peuvent aussi les entretenir et les rendre plus ou moins rebelles , suivant l'intensité de leurs influences.

---

(1) Sect. 5, aphor. 56.

g.) *Situation de l'uterus.*

Enfin les catarrhes utérins sont difficiles à guérir, non-seulement en eux-mêmes, mais encore à cause de la situation de l'organe qui en est le siége, comme l'a très-bien senti Ambr. Paré (2) : « *Hic affectus est* » *curatu difficilis, non tantùm sui ratione, quòd in uterum* » *tanquam in sentinam totius corporis muliebris, universa* » *confluere soleat eluvies ; quòd pars sit naturâ debilis ;* » *quòd situm inferum habeat ; quòd in ipsum multa ter-* » *minentur vasa ; deniquè quòd per ipsum effluxus fieri* » *soleant.* »

---

(1) *De hominis generatione.*

N 4

CHAPITRE XIV.

Indications que présentent les catarrhes utérins.

L'INDICATION que présente une maladie, est le résultat des considérations des différens états de l'organe qui en est le siége, des symptômes, des causes de la maladie, de ses suppressions, et de ses différentes terminaisons ; résultat d'après lequel on dirige le traitement.

§. I.

Indications particulières.

J'examinerai dans ce paragraphe les indications que présentent les différens états de l'uterus, les symptômes, les causes, les suppressions et les différentes terminaisons des catarrhes utérins.

ARTICLE I.

Indications à remplir suivant les différens états de l'uterus.

Les différens états de l'uterus sur lesquels roule l'indication, sont : 1°. l'inflammation et le relâchement portés à un haut degré ; 2°. ses changemens de position ; 3°. différentes affections, telles que excoriations, ulcères, skirrhes, tumeurs, abcès, etc. qui compliquent la maladie.

1°. *Inflammation , relâchement.*

L'inflammation n'est en général portée à un haut degré que dans les catarrhes utérins aigus ; dans les chroniques , il est rare qu'elle mérite d'être diminuée.

Dans les aigus , lorsqu'elle est très - intense , on la diminue par les injections émollientes , les fomentations sur l'abdomen, les demi-bains, les boissons diurétiques, le repos , la situation horizontale, le régime humectant, les saignées.

Dans les catarrhes utérins chroniques , lorsque l'inflammation est violente , les moyens que je viens de prescrire doivent être employés avec plus de ménagement que dans l'aigu , à cause de la tendance à l'atonie que présentent les chroniques.

Dans les aigus , on ne rencontre point de relâchement , excepté dans le quatrième temps.

Dans les chroniques , il est quelquefois porté si loin , qu'il en résulte des boursouflemens du vagin , des chûtes de matrice , etc.

Dans les aigus , on doit prévenir le relâchement.

Dans les chroniques , on le combat par les toniques, par un régime sec ; on permet du vin au malade ; on prescrit des exercices modérés dans des lieux secs et bien ventilés, des frictions partout le corps ; on ouvre un exutoire ; on fait des injections dans le vagin avec des infusions aromatiques dont on augmente progressivement l'énergie ; on peut maintenir ces infusions dans le vagin au moyen d'une éponge ; on passe ensuite à l'usage des substances qui renferment beaucoup d'acide gallique, de tanin et une résine, auxquelles on reconnoît une éminente propriété tonique et astringente : telles sont les noix de galle, de pin, le gui, l'écorce de chêne, la grande gentiane, le kinkina. Ces médicamens héroïques ont eu des succès entre les mains de Panarolus (1), d'Ant. Storck (2), de Delius et de Schenkbecher, l'un et l'autre cités par Trnka (3) : mais on sent que ces astringens ne doivent être employés que lorsqu'on a déja préparé une autre voie d'évacuation, et que la maladie ne tient plus qu'à la débilité locale. « *Astringentia nunquam sunt adhibenda, donec* » *antecedens materia probè evacuata et derivata sit*, dit » Rivière (4); *alioqui humores illi retenti ad partes no-* » *biliores ruunt, et graviora symptomata excitant.* »

Les baumes du Pérou, de Copaï, de la Mecque, la térébenthine, ont eu aussi leurs éloges ; et quoiqu'on ne sache pas plus la manière d'agir de ces médicamens que celle des autres, il est vrai de dire qu'ils ont une tendance aussi réelle qu'incompréhensible à porter particulièrement leur action vers les voies urinaires et génitales ; leurs effets astringens sur ces parties sont connus, et l'on trouve dans deux ouvrages de Riedelinus (5) deux exemples de guérisons obtenues par ce seul moyen. Cependant l'usage exclusif de ces résineux peut avoir des inconvéniens : il en est de même

---

(1) *Observat. medicinal.* pentecost. 2.
(2) *Libell. quo continuantur experimenta*, cap. 3, cas. 23.
(3) *Hist. leucorrh.*
(4) *Prax. med.*
(5) *Linnece med. et curation. millenarium*, n° 572.

des gommes-résines, telles que le mastich, l'encens, l'oliban, dont Ant. Storck (1), Blankartus (2), Marx (3) rapportent des exemples de succès.

Les substances absorbantes, telles que les yeux d'écrevisses que J. Storch (4) et Wedelius (5) ont employés heureusement ; les coraux en substance, en teinture ou en syrop qui ont réussi à Gasp. Kolichen (6) ; la terre sigillée que Lanzonius (7) administra avec succès à une femme de 33 ans qui avoit une leucorrhée, avec pâleur du visage, céphalalgie, palpitations du cœur, tremblement des hypocondres ; l'eau de chaux, l'eau minérale de Bristol contenant du carbonate de chaux, qui réussirent à Méad (8) ; celles de Pyrmont que Thompson employa, en leur joignant une certaine quantité de vin, le kinkina, les promenades en voiture, diminuèrent sensiblement en cinq ou six semaines la quantité d'un écoulement très-abondant, et les eaux de Bristol achevèrent la guérison d'une leucorrhée qui avoit succédé à une hémorrhagie effrayante, à la suite d'un avortement.

Toutes ces substances absorbantes ne me paroissent mériter aucun choix particulier : cependant, si on a

---

(1) *Annus med.* 2, p. 213.
(2) *Collectan. medico-phys.* centur. 6, observ. 87.
(3) *Medicinæ*, pars I, p. 121.
(4) Miscell. medico-phys.
(5) *Amenitates mater. med.* lib. II. cap. 12.
(6) *Acta med. Haffeniensia.* vol. I, observ. 83.
(7) Miscell. *Nat. curios.* dec. 3, ann. 1, observ. 39.
(8) *Expositio mecanica venenor.* tentam. 1.

à opter entre les unes et les autres, je pense que les eaux minérales doivent être préférées, sur-tout lorsqu'elles exigent le déplacement de la malade, par-là même de l'exercice, de la gaité, le changement de climat ; circonstances qui suffisent quelquefois à la guérison.

Parmi les moyens toniques que l'on peut employer, viennent se ranger les bains froids appliqués instantanément, les bains électriques, la commotion électrique dirigée vers l'uterus.

2°. *Chûtes de matrice.*

Les changemens de direction de l'uterus dont l'influence est manifeste relativement aux catarrhes utérins, sont les chûtes de matrice à différens degrés.

On remédie à ces chûtes au moyen d'un pessaire perforé, comme le conseille Ambr. Paré, et des fumigations aromatiques ou résineuses, d'un emplâtre résineux sur l'hypogastre, comme les employoient les anciens. Mais je crois ces moyens bien foibles, et ce dernier inutile ; on ne peut que les employer comme auxiliaires.

3°. *Complications locales.*

Les diverses complications locales des catarrhes utérins, telles qu'excoriations, ulcères, skirrhes, etc. présentent des indications relatives à la diversité de leurs natures ; elles sont hors du sujet que je traite.

Article II.

Indications à remplir suivant les symptômes.

Dans les leucorrhées aiguës, modérer la violence des symptômes par les moyens propres aux différens cas.

Dans les chroniques, ranimer l'action des organes qui sont le siége de la maladie, sans trop s'inquiéter des symptômes qui ont une marche lente et peu dangereuse, et employer un traitement propre à l'espèce qui se présente. Cependant il en est quelques-uns dans celle-ci (les *chroniques*) comme dans les aiguës, tels que l'ardeur d'urine, le prurit, la douleur hypogastrique, etc. que l'on peut calmer au moyen des injections, des fomentations, des demi-bains, etc. La constipation doit être combattue par les lavemens, les laxatifs. « *Præs-* » *titerit alvum facilem servari* », dit Hippocrate (1).

Article III.

Indications à remplir suivant les causes.

Les indications que présentent les causes doivent être envisagées sous le double point de vue des causes disposantes et des causes déterminantes.

A.) *Disposantes.*

1°. *Ages.*

Lorsque de très jeunes filles ont des fleurs-blanches,

---

(1) *De morb. mulieb.* sententia 9.

on doit se borner aux moyens que donne l'hygiène, et attendre le changement qui arrive dans l'individu à l'époque de la menstruation. On a vu en effet, au chapitre des *Terminaisons*, que beaucoup de leucorrhées rebelles à tous les remèdes avoient cessé d'elles-mêmes à la première menstruation. Celles qui arrivent à l'âge de 40 ou 45 ans, ne méritent pas non plus de soin particulier. On doit seulement attendre la cessation naturelle des menstrues, dont les dérangemens occasionnent souvent ce flux leucorrhoïque qui supplée au flux menstruel, et qui cesse quelquefois de lui-même au bout d'un certain temps.

2°. *Constitution individuelle.*

Les personnes d'une foible constitution, celles dans lesquelles il y a prédominance du système lymphatique, sont très-sujettes aux leucorrhées.

On peut combattre cette disposition par l'exercice, l'habitation des lieux secs et élevés, le régime tonique, etc.

83e *Observat.* (1) Une demoiselle de 10 ans, d'une jolie figure, très-grande pour son âge, étoit incommodée depuis quelque temps par des fleurs-blanches. La voûte de son palais et ses gencives étoient très-pâles, le pouls lent et les chairs molles ; elle avoit toujours été nourrie de consommés, de lait, de pigeons et autres choses semblables : Raulin mit en usage un régime moins délicat ; savoir, un pain de deuxième qualité, des légumes, des farineux, des œufs, et pour boisson de

---

(1) *Traité des fleurs blanches*, t. II, p. 238.

la limonade. Tous les matins , elle prenoit un bouillon d'écrevisses , de chicorée sauvage , de scolopendre , de pimprenelle ; on ajoutoit une infusion de cresson de fontaine , de cerfeuil et un peu de rhubarbe : ce qui relâcha un peu le ventre ; mais comme elle faisoit peu d'exercice , on l'envoya à la campagne ,. dans un couvent où elle avoit occasion de s'exercer. Elle y continua les remèdes pendant près de deux mois, y joignant du mouvement, et des frictions par tout le corps avec un linge. La leucorrhée diminua d'une manière sensible ; elle ne paroissoit ensuite que quelquefois , et finit par disparoître. Cette jeune fille , en observant un bon régime , et prenant de l'exercice , fut parfaitement guérie , et acquit un tempérament robuste.

3°. *Hérédité.*

On sent la difficulté que présentent les maladies héréditaires dans le traitement ; cependant on ne doit point être rebuté par les obstacles ; mais , après avoir pris connoissance du tempérament des père et mère de l'individu atteint d'une leucorrhée héréditaire , disposer son traitement de manière à changer le tempérament de la malade. On pourra y parvenir par les différens moyens que nous offre l'hygiène , en profitant sur-tout de quelques circonstances de la vie , comme de quelque maladie, de la première menstruation , des voyages, etc. Du reste , on peut suivre l'exemple que nous donne Raulin dans l'observation suivante (1).

----

(1) Tom. II , p. 233.

84e *Observat.* Une fille de huit ans , dont la mère étoit d'une très-foible constitution , et avoit des flueurs-blanches même avant sa grossesse , en eut elle-même dès l'âge de six mois ; elle en étoit très-affaiblie , et éprouvoit déja des tiraillemens d'estomac. On la nourrissoit de lait , de consommés , de pigeons , de poulets. Dès le berceau , elle étoit accoutumée à boire du vin ; à deux ans , on lui accordoit du thé , du chocolat , du café , et elle ne sortoit jamais de la maison ou d'un jardin. On ne pouvoit espérer de guérison que d'un changement absolu de régime.

On l'envoya donc à une campagne très-agréable , et on lui donna une gouvernante qui connoissoit mieux les usages des champs que ceux des villes ; on lui donnoit pour nourriture , du pain , des légumes , des fruits et de l'eau d'une source qui couloit vers le midi : elle ne déjeûnoit qu'après un exercice de demi-heure dans un lieu sec et à un air serein. Son dîné étoit précédé et suivi d'exercices poussés jusqu'à la fatigue. En sortant du lit , elle prenoit , tous les matins , quelques gouttes de baume du Pérou dans une décoction d'écorces d'oranges ; tous les huit jours , elle prenoit quelques grains de rhubarbe dans une cuillerée de bouillon , pour entretenir le ventre libre. On suspendoit quelquefois l'usage des remèdes , pour en éviter l'habitude. Au bout d'un an, les forces étoient réparées , et la transpiration se faisoit avec une douce moiteur , ce qu'elle n'avoit jamais éprouvé auparavant. Pendant sa convalescence , elle prenoit, deux heures avant de se lever , des gouttes de baume du Pérou et par-dessus une tasse d'infusion de véronique

et

et d'écorces d'orange. La leucorrhée qui diminuoit depuis long-temps , cessa de couler au bout de deux ans.
Quelque temps après , cette jeune fille entra dans un
couvent où elle suivoit un régime de vie très-réglé ,
sa santé se maintint , et elle fut parfaitement réglée
à l'âge ordinaire.

4°. *Situation de l'uterus.*

La position de l'uterus est sans doute un obstacle
à la guérison , par la surcharge de fluide qui en dépend ,
lorsque cet organe est dans un état d'atonie.

Mercurialis ainsi que Rodericus-à-Castro recomman-
dent dans le cas de débilité extrême des malades , de leur
tenir les pieds élevés et les cuisses fléchies ; le bassin
sur un plan incliné : « *Mulier collocetur acclivis coxibus* » ,
dit ce dernier. Mercurialis proscrit expressément les
mouvemens : « *Præcipuè motus corporis vitandus* ». Mais
cet auteur cherche avec Galien et Paul d'AEgine , à rem-
placer l'exercice par les frictions sur tout le corps.

5°. *Affoiblissement de l'uterus.*

Lorsque l'uterus a été affoibli par la gestation d'un
ou plusieurs fœtus très-volumineux , les leucorrhées qui
en sont quelquefois la suite , exigent que les femmes
allaitent leurs enfans , fassent de l'exercice , et emploient
tous les moyens de dérivation , lorsque les lochies ont
cessé. Je pense que c'est dans ce cas sur-tout que conviennent les ventouses , comme le conseille Galien (1) ,

______

(1) *De arte curandi*, lib. I.

Catarrhe utérin.   O

ou aux épaules et sur le dos , suivant l'avis d'Alexandre Massarias (1), ou sur d'autres parties, en les employant petites et en certain nombre, comme le prescrit Roder.-à-Castro. Raymond recommande de tenir le ventre serré avec un bandage de corps, long-temps même après les couches. Rivière conseilloit de placer des ligatures aux parties supérieures du corps , pour opérer une dérivation. Je doute beaucoup des succès d'un moyen aussi gênant , et qui ne peut être que momentané. Les sétons , les vésicatoires , les cautères , loués par Fabrice de Hylden (2) me semblent plus efficaces.

Pour opérer cette dérivation , la saignée a été recommandée par quelques médecins , tels que Galien (3) , Raphaël Moschion (4) , Vidus-Vidius (5). D'autres, tels qu'Augenius (6) , la rejettent avec aussi peu de fondement, que les autres la préconisent. Tous ont trouvé les raisons d'adoption ou d'exclusion dans des altérations humorales.

On a ensuite disputé sur le lieu où l'on devoit la pratiquer ; et enfin sur l'autorité de Roder.-à-Castro (7) , de Sylvius (8), d'Albert Bottonus (9) , on a choisi les veines cubitales et médianes. Mais on a oublié , dans

---

(1) *Prælection.* lib. IV, cap. 4.

(2) *Observ. chirurg.* centur. 1, observ. 41.

(3) *De morb. mulieb.* lib. IX, cap. 2.

(4) *Method. medendi per venæ sect.* lib. I, sect. *Morb. mulier. acutos.*

(5) *De curatio. membr.* lib. II, cap. 29.

(6) *De sanguin. missio.* lib. IV. cap. 4.

(7) *De morb. mulier.* lib. I, cap. 14.

(8) *De fluxu mulieb.* comment. 1.

(9) *De morb. mulier.* cap. 62.

les théories, l'objet important, celui de décider les cas
où elle étoit nécessaire. Il est difficile de concevoir les
raisons pour lesquelles Aëtius recommande de fréquentes
saignées souvent répétées et pratiquées aux veines frontale,
nasale, scapulaire, lorsque l'écoulement a une teinte
rougeâtre, et a lieu dans la vigueur de l'âge. L'anatomie, mieux connue aujourd'hui, nous dispense du choix
minutieux et indifférent des vaisseaux que l'on doit ouvrir, et je pense que les évacuations sanguines, fréquentes sur des parties éloignées de l'uterus, pourroient
prévenir ou combattre la pléthore locale qui arrive par
la débilité de cet organe ; au reste, ce moyen ne me
semble pas d'un bien grand secours.

6º. *Ecarts dans le régime.*

Dans toutes les leucorrhées, il faut régler le régime,
et sur-tout dans celles qui arrivent aux personnes in-
tempérantes et d'une constitution lâche : on prescrit
l'exercice, un régime sec; on accorde du vin et peu de
nourriture : *Nam corporibus humidas carnes habentibus
famem imperari oportet*, dit Hippocrate (1) ; ailleurs il
dit (2) : *Mulier incœnata dormiat..... Profuerit quoque
semel tantum cibum capere, et multis se laboribus exercere,
etiamque exsiccanti uti diœtâ, et potu parcissimo mera-
ciore* (3). Malgré ces préceptes, bons en eux-mêmes,

---

(1) Aphor. 59, sect. 4.
(2) *De morb. mulieb.* lib. II, pars II.
(3) *De morb. mulier.* sententia 9.

on sacrifiera un peu aux usages des malades, en leur faisant toujours éviter les excès.

7°. *Dérangement des digestions.*

Le dérangement des digestions dispose, non seulement aux leucorrhées, mais même il s'oppose aux succès du traitement. Il faut donc songer à rétablir les fonctions du système gastrique.

On y réussit en diminuant la quantité des alimens, en les choisissant d'une facile digestion, en donnant quelques purgatifs amers unis aux boissons aromatiques, comme le conseille G. Ph. Nenter. Hoffmann a recommandé la rhubarbe comme un purgatif tonique qui lui avoit réussi. Il parle de deux femmes qui avoient d'anciennes leuchorrées qui cédèrent à l'usage de quelques purgatifs, ensuite à l'emploi soutenu de l'eau de menthe spiritueuse. Welschius (1) cite une observation communiquée par Reusuerus, qui guérit une femme d'une leuchorrée de deux ans, par un long usage d'une décoction de noix muscade, prise tous les jours en deux doses.

Les décoctions de romarin, louées par Ettmuller (2), par Lindanus (3) ; celles de serpolet conseillées par H. F. Delius, et de *cassia-liguea* par Scheraderus, n'ont pas de propriétés particulières : ce sont des aromatiques qui ne diffèrent que par plus ou moins d'énergie. Ils

(1) *Sylloge curation. et observ.*
(2) *Collegi. pharmaceuti. in* Scheroederer, opp. t. I.
(3) *Collegi, super* Hartmann.

paroissent bien indiqués dans les leucorrhées des femmes qui digèrent mal : c'est probablement à cette circonstance qu'ils doivent les éloges qu'ils ont reçus ; car les auteurs ont peu motivé les cas où ils ont réussi.

Le citoyen Hallé a remarqué que les leuchorrées dues aux dérangemens récens des digestions cédoient facilement à l'usage de la myrrhe et de la limaille de fer ; il a eu la bonté de m'en communiquer une observation sur une femme qui travailloit à la peinture.

8o. *Lieux humides.*

Il importe essentiellement d'éviter les lieux humides pour obtenir la guérison des leucorrhées, car on sait que cette circonstance favorise beaucoup leur opiniâtreté. Si les malades sont dans l'impossibilité de changer de demeure, on peut, en exhaussant le sol, en le pavant, en établissant des courans d'air, etc. affoiblir l'influence des habitations humides. Le régime bien dirigé en contrebalance aussi les mauvais effets.

9o. *Automne.*

Les variations de l'atmosphère ont une grande influence sur les leucorrhoïques ; l'automne est la saison où ces variations sont les plus rapides : cette saison est donc peu favorable au traitement des leucorrhées chroniques. Dans les aiguës où le traitement ne peut être différé, on élude les influences de la saison, en employant des vêtemens plus ou moins chauds, suivant les variations de température ; en faisant garder la chambre dans les jours

froids ; en usant d'infusions chaudes et aromatiques, etc.
Pour les mêmes raisons, lorsqu'une constitution atmosphérique produit des leucorrhées épidémiques, il faut employer les moyens que je viens de proposer, et attendre
une saison plus favorable au traitement.

10°. *Chaufferettes.*

Le citoyen Chambon de Montaux regarde les chaufferettes comme une cause disposante des flueurs-blanches.

Si cette manière de se chauffer en plaçant des réchauds
sous les jupes, est reconnue être une cause qui entretient
la leucorrhée des femmes que l'on soigne, on peut en
défendre l'usage.

11°. *Vétemens.*

Nous avons vu que les vêtemens pouvoient entretenir
les leucorrhées par les obstacles qu'ils apportent aux
effluves cutanés, en s'opposant au contact immédiat de
l'air ; mais l'habitude rend cet effet nul ; par la propriété conductrice du calorique plus ou moins grande
des différens tissus dont l'instabilité des modes rend les
effets plus sensibles, et par la manière dont les vêtemens
s'appliquent sur le corps.

Pour éviter les inconvéniens qui proviennent de l'instabilité des modes et de la caloricité des différens tissus,
on emploiera des vêtemens chauds, on n'en variera point
les formes, et on les suspendra aux épaules pour éviter
les compressions de l'abdomen.

12º. *Abus des bains.*

On doit faire cesser l'usage des bains ou en permettre rarement aux femmes qui doivent leurs leucorrhées aux abus qu'elles en ont faits.

13º. *Alimens.*

On a remarqué que les nourritures lactées , légumineuses, farineuses, les coquillages, les poissons de marais, disposoient aux leucorrhées. On doit donc, dans le traitement de ces maladies, ne point accorder un usage exclusif de ces alimens, mais ne les employer qu'avec modération, toutefois en examinant leurs effets relativement aux différens individus.

14º. *Abus des purgatifs.*

Les purgatifs donnés avec ménagement ont eu du succès ; leur abus, suivant l'observation de Fél. Plater, a produit des leucorrhées : il faut donc n'en user qu'avec réserve.

15º. *Suppression de transpiration , de catarrhes.*

Les suppressions de transpiration, de catarrhes, disposent aux leucorrhées ; il importe donc de faciliter ces évacuations. Les catarrhes ne se suppriment que par quelque imprudence, et ne sont entretenus eux-mêmes que par irritation locale, ou par quelque dérangement de la transpiration ; il faut donc rétablir cette fonction de la peau, et on y réussira par l'exercice, les frictions sèches, les boissons chaudes. Rolfinkius, faisant l'ouverture du cadavre d'une leucorrhoïque, ne trouva rien autre de remarquable qu'un grand engorgement de la membrane de Schneider; il pense qu'il eût été utile de rappeler le coryza pour obtenir la guérison de la leucorrhée qui étoit survenue par la suppression du flux nasal.

16°. *Dérangement des menstrues.*

Les leucorrhées entretenues par le dérangement des menstrues se guérissent lorsque celles-ci sont rétablies dans leur état naturel. On doit alors songer à les rappeler lorsqu'elles sont supprimées, les modérer lorsqu'elles sont trop abondantes, ayant égard aux circonstances dans lesquelles se trouve la malade. On les rappelle, soit par les saignées aux pieds, l'application des sangsues à la vulve, et à la face interne des cuisses, par les ventouses scarifiées sur ces dernières parties dans les personnes sanguines et robustes; par les bains, les antispasmodiques, etc. dans les personnes très-irritables; par les aromatiques, l'exercice, les toniques, les martiaux, les frictions fortes à la face interne des cuisses dans les femmes chez qui il y a prédominance lymphatique, et qui mènent une vie trop sédentaire. On les modère dans les femmes sanguines par de petites saignées fréquentes, par les ventouses, par les boissons émulsionnées nitrées. Chez les femmes d'un tempérament lymphatique, et qui mènent une vie sédentaire, on les modère en diminuant la quantité des alimens, en exerçant beaucoup le corps, et en employant les frictions sèches. Lorsque les leucorrhées arrivent à des filles nubiles mal réglées, il faut conseiller le mariage, suivant l'avis de Sennert : *Concubitus etiam, si fieri possit, virginibus, ex suppressis mensibus, pallidis et se malè habentibus sanguinis hunc effluxum concitat.* On peut aussi essayer la compression des artères crurales, qui a réussi à Hunter et à Hamilton. (*Voyez* Journ. de Méd. *vol. IX*). Lorsque, par l'emploi combiné de ces moyens, les menstrues sont rétablies dans leur cours naturel, la leucorrhée se guérit d'elle-même.

17º. *Non-allaitement.*

Pour prévenir les leucorrhées à la suite des couches, on doit conseiller aux mères d'allaiter leurs enfans; dans le cas d'impossibilité, il faut qu'une vie très-active, la diminution des alimens, de fréquentes déjections alvines sollicitées par les purgatifs, tiennent lieu, ou plutôt suppléent à une évacuation que préparoit la nature. Ceci est aussi applicable aux nourrices qui cessent d'allaiter.

18º. *Vie sédentaire.*

Les leucorrhées qui doivent leur opiniâtreté à une vie sédentaire, trouvent leur guérison dans une vie laborieuse, quoique Mercurialis recommande un long sommeil : *Somnus quantò longior*, dit-il, *tantò melior, eo quod tempore somni omnes evacuationes consistunt.* Darwin a prétendu que pendant le sommeil les sécrétions étoient augmentées; et, dans les mêmes vues, Blumemback (1),

______

(1) *Institutiones physiologicæ*, p. 258, §. 328.

par une contradiction avec ses propres principes, conseille un long sommeil, quoiqu'il regarde la paresse
comme une cause des flueurs-blanches.

19°. Causes morales.

Quand les catarrhes utérins sont la suite des affections
de l'ame, les secours moraux sont les moyens par lesquels on doit les combattre; la consolation est le remède
le plus assuré : si l'on ne peut réussir à la faire entrer
dans l'esprit des malades, il faut diminuer la violence
de la passion de l'individu, en lui fournissant l'occasion
de partager son attention sur un autre objet. Les travaux pénibles, les sociétés et sur-tout les voyages, offrent
une ressource précieuse contre la cause des leucorrhées
qui dépendent des affections morales : les passions des
femmes sont vives, fortes, mais de peu de durée ; des
spectacles variés, et qui se rapprochent de la mobilité de
leur caractère, peuvent, en leur faisant éprouver des
sensations très-multipliées, effacer de leur mémoire le
sujet de leur chagrin ; on doit faire concourir avec les
secours de l'hygiéne, les antispasmodiques et les bains
tièdes. (Voyez l'observation de Raulin, citée aux causes
morales disposantes, chap. VIII.)

B.) Causes déterminantes.

L'éloignement des causes déterminantes, lorsqu'elles
persévèrent dans leur action, n'est pas moins nécessaire
que celui des disposantes : nous allons les parcourir successivement.

1º. *Changement de climat.*

On a remarqué que les changemens de climat produisoient des leucorrhées dans des femmes qui n'en avoient jamais eu ; le retour dans leur patrie les guérissoit ; c'est donc le moyen qu'il faut employer contre les leucorrhées qui reconnoissent cette cause. Lorsque ce retour est impossible , on cherche à rendre l'influence du climat sur l'individu moins puissante ; en choisissant un site qui se rapproche le plus possible par son exposition , sa température et ses productions, du climat que l'on habitoit. On peut encore changer artificiellement la température des appartemens, et user des alimens auxquels on est accoutumé. Les circonstances où l'on se trouve dictent des préceptes dont je ne puis présenter ici le détail.

2º. *Corps étrangers.*

Les corps étrangers introduits dans le vagin ou l'uterus déterminent quelquefois des flueurs-blanches qui se dissipent lorsqu'on les a extraits : à ces causes mécaniques se rapportent l'abus du coït, la masturbation. Lorsqu'on abandonne ces habitudes vicieuses, les leucorrhées s'arrêtent.

3º. *Substances indigestes.*

Lorsque les leucorrhées reconnoissent pour cause déterminante la déglutition de substances indigestes, comme dans le cas rapporté par Trnka, où une jeune fille fut prise d'une leucorrhée produite par un emménagogue très-âcre qu'elle avoit avalé, ou par l'abus des eaux minérales ou du lait, suivant les observations de Stahl et de Sennert ; comme ce n'est sans doute plus la présence de ces substances dans l'estomac qui occasionne les leucorrhées, mais bien le dérangement des digestions déterminé par ces substances, il s'agit de les rétablir, en commençant d'abord par supprimer l'usage des substances indigestes, et ensuite en évacuant par les émétiques et les purgatifs celles qui pourroient être encore dans les voies de la digestion.

4°. *Différens virus.*

Les leucorrhées dues à différens virus doivent être combattues par les remèdes reconnus efficaces contre chacun de ces virus.

5°. *Dérangement des menstrues.*

Celles qui dépendent du dérangement des menstrues se dissipent si l'on parvient à ramener l'évacuation périodique à son type naturel.

6°. *Non-allaitement.*

Si elles arrivent aux femmes qui n'allaitent pas leurs enfans, ou qui cessent trop tôt de les allaiter, elles trouvent leur guérison en satisfaisant au vœu de la nature.

7°. *Suppression de quelque évacuation, telle que flux hé-morrhoïdal, expectoration, coryza, vomissement, sueur des pieds, etc.*

Quand les leucorrhées arrivent à l'occasion d'une éva-cuation habituelle supprimée, ou d'une maladie qui a cessé à l'apparition de l'écoulement, il faut rappeler l'évacuation ou la maladie, toutes les fois que ces causes sont elles-mêmes moins graves que la leucorrhée, rela-tivement au siége, à l'ancienneté, aux incommodités qu'entraînent ces maladies de part et d'autre.

8°. *Grossesse.*

Les leucorrhées qui arrivent pendant la grossesse se dissipent ordinairement après les couches ; il faut donc, dans ce cas, attendre cette époque pour entreprendre de les traiter, si elles ne cessent alors d'elles-mêmes.

9°. *Avortemens.*

Celles qui succèdent aux avortemens ne demandent point d'autre traitement que celles par irritation locale, auxquelles on peut les rapporter ; il en est de même de celles qui succèdent aux accouchemens laborieux.

10°. *Dentition, spasmes intestinaux.*

Si ces deux causes ont donné lieu aux leucorrhées, comme Hunter et P. M. Zimmerman l'ont observé, il faut attendre que la dentition soit achevée et les spasmes intestinaux dissipés, pour entreprendre la guérison de la leucorrhée. On dissipe les accidens qui se manifestent au moyen des calmans, des saignées, des sangsues appliquées aux tempes, lorsqu'ils proviennent de la dentition, et à l'anus quand ce sont les spasmes intestinaux.

11º. *Causes morales.*

Les causes morales qui déterminent les leucorrhées admettent le même traitement que celles qui y disposent; elles exigent seulement des moyens plus énergiques, parce qu'elles ont agi avec plus de force, et qu'étant récentes, elles sont encore dans leur vigueur.

A R T I C L E I V.

Indications à remplir suivant les suppressions.

Les suppressions de catarrhes utérins présentent deux indications principales : 1º. de rappeler le flux utérin, lorsque les maladies qui lui succèdent sont plus dangereuses que lui-même; 2º. de ne rien opposer aux phénomènes qui succèdent à ces suppressions, lorsque ces phénomènes sont de simples accidens peu fâcheux, et sur-tout lorsqu'ils ouvrent une voie d'évacuation, sans compromettre aucunement la vie des malades.

1º. On peut rappeler les catarrhes utérins, soit par les vésicatoires à la face interne des cuisses; soit par les irritations locales opérées au moyen des injections alcalines; soit par les bains de siége, les antimoniaux, les boissons sudorifiques, et en faisant un usage simultané des moyens qui s'opposent aux effets sudorifiques des médicamens, c'est-à-dire, en exposant la malade, pendant leur usage, à un air frais, humide, peu dissolvant.

2°. On favorise les évacuations qui paroissent suppléer aux flux utérins, soit par les purgatifs, les émétiques, les sudorifiques, suivant la voie qui s'ouvre à l'évacuation.

A R T I C L E V.

Indications à remplir suivant les terminaisons.

Les différentes terminaisons des catarrhes utérins par quelques évacuations, telles que sueurs, ptyalisme, vomissemens, diarrhée, etc. indiquent d'en favoriser les excrétions, et de diriger le traitement sur-tout vers celles que paroît indiquer la nature.

1°. *Par les sueurs.*

Ainsi, si la malade a quelques dispositions à suer, il faut entretenir cette disposition par l'exercice, les frictions, les diaphorétiques, tels que les infusions de bardanne, des bois sudorifiques, les préparations d'antimoine, auxquelles on a uni quelquefois avec succès les purgatifs et les mercuriaux. En voici un exemple rapporté par H. Ch. Winter (1).

85e. *Observat.* Une femme de vingt-six ans fit beaucoup de remèdes pour une leucorrhée simple ; mais au

____

(1) *Annal. Wratislav.* tentam. 32, ann. 1725.

lieu de céder, l'écoulement devint âcre, et produisoit des douleurs. Pendant quatorze jours, elle fut mise à l'usage des sudorifiques, des antimoniaux et des pilules mercurielles purgatives. Par ce traitement, elle ne tarda pas à guérir.

2º. *Par le ptyalisme.*

On a vu des leucorrhées se terminer par une salivation spontanée ou artificielle; on en trouve deux exemples dans les *Ephémérides des curieux de la nature*, an 9.

Après avoir fait l'éloge du mercure contre les flueurs-blanches invétérées, non vénériennes même, Heister rapporte l'observation suivante qui en prouve l'efficacité.

86ᵉ *Observat.* Une dame de vingt-six ans avoit, depuis quelques années, une leucorrhée si âcre et si douloureuse, qu'il étoit survenu des excoriations; elle éprouvoit aussi une douleur continuelle dans la colonne vertébrale. La matière de cet écoulement détermina une excoriation et une éruption pustuleuse qui ressembloit à une brûlure, au pénis de son mari. Cette femme avoit souvent des coliques, et depuis quelques jours une diarrhée qui produisoit jusqu'à dix-huit évacuations par jour, et qui l'affoiblissoit considérablement. Elle resta stérile. Les remèdes qu'elle avoit employés jusque-là avoient été sans succès. Heister en entreprit la cure le 9 janvier, prescrivit les mercuriaux, les résineux, les sudorifiques: neuf jours après l'emploi de ces remèdes, il fit faire avec l'eau de chaux et un scrupule de mercure doux par livre, des injections qui, dès le premier jour, produisirent un soulagement sensible; les douleurs s'appaisèrent. Le 19ᵉ

jour

jour du traitement, les joues et la gorge se tuméfièrent, et il y eut une salivation très-abondante. Au 50e ou 60e jour, la salivation continuoit encore, et l'écoulement utérin étoit tantôt âcre, tantôt indolent. Les choses persistèrent ainsi sans accident. Le 14 mai, la malade retourna chez elle parfaitement guérie.

Alberti (1) loue l'usage du mercure contre les flueurs-blanches, qu'il dit avoir beaucoup d'analogie avec les affections psoriques et vénériennes qui cèdent à ce remède : *Ex eodem fundamento fluit quod hoc remedium (mercurius dulcis) in feminarum fluore albo benigno et maligno proficuum sit, neque quidem lenis salivatio in ejusmodi casibus statim suspecta esse debet, quæ post modicum etiam illius medicaminis usum eveniens, nihil damni, quin veriùs aliquid utilitatis affert, modò talis salivatio cum congruo regimine sublevatur.* Il confirme cette assertion par deux observations (*Tomus* 2, *p.* 588, *et tom.* 4, *obs.* 37, *jurisprud. medicæ.*)

Les médecins de Breslaw essayèrent ce remède dans une année où les leucorrhées étoient épidémiques ; ils en obtinrent des succès.

Je pense donc, d'après ces faits, qu'une salivation légère, soutenue pendant quelque temps au moyen du mercure, pourroit réussir dans beaucoup de cas : mais faut-il, avec Pitcarn, dire que les leucorrhées ne cèdent qu'à ce remède et à ceux qui réussissent contre les maladies vénériennes? C'étoit-là la base de son traitement. Il y a sans doute beaucoup d'exagération dans

______

(1) *Jurisprudentia medica.*

cette manière de voir : cependant si l'on examine que les maladies vénériennes se terminent comme les flueurs-blanches, tantôt par les sueurs, la salivation, les selles, on ne pourra se refuser de voir la même indication à remplir dans l'un et l'autre cas ; et par conséquent le mercure, comme sialagogue, sera un moyen puissant dont on pourroit se servir, si un préjugé ne sembloit en borner l'usage aux maladies vénériennes ; préjugé qui doit rendre prudent le médecin jaloux de sa réputation, et l'engager à ne l'employer qu'après avoir prévenu les malades de son avantage, et avoir vaincu leur scrupule.

La pyrèthre pourroit aussi être utile, en provoquant une grande sécrétion de salive ; mais on ne peut guère compter sur ce médicament, qui n'agit que localement. L'action du mercure s'étend au contraire à toutes les sécrétions ; et quoiqu'elle ne soit ordinairement bien manifeste que sur les glandes buccales, il y a lieu de présumer qu'elle s'étend aussi aux glandes des membranes muqueuses, dont le volume ne peut fournir à une évacuation aussi sensible que les parotides, les maxillaires, les sublinguales, etc.

3°. *Par la diarrhée.*

Lorsque les leucorrhées présentent quelque tendance à se terminer par les selles : par exemple, lorsqu'elles alternent, ou qu'elles paroissent calmées par la diarrhée, comme dans les malades des observations 39 et 58, on doit favoriser cette terminaison. La constipation elle-même qu'il faut dissiper, et à laquelle les leucorrhoïques sont très-sujettes, semble confirmer cette indication. Les cathartiques sont alors bien indiqués, quoique, sur la foi de Félix Plater, on ait cru que leur usage étoit nuisible dans le traitement des leucorrhées, parce que cet auteur a vu des leucorrhées produites par leur usage, disons plutôt par leur abus. Ettmuller a dit qu'il falloit les employer avec beaucoup de circonspection et très-rarement, parce qu'ils sont nuisibles ou peu efficaces ; mais il recommande les drastiques , tels que l'hellébore , la brione, la coloquinthe. C'est sans doute dans le défaut de précision des observations, et dans des éloges peu motivés, que ces remèdes ont trouvé et des partisans et des détracteurs ; mais négligeons les opinions , et voyons les faits.

87e *Observat.* J. Grég. Ernestus (1) parle d'une femme de trente ans qui avoit des flueurs-blanches presque continuelles avec une constipation habituelle, et qui avoit résisté à tous les remèdes. Chaque fois qu'elle prenoit quelques cathartiques, sa leucorrhée diminuoit d'une manière remarquable.

88e *Observat.* On lit, dans un ouvrage intitulé, *Miscellanea medico-physica* (an 1730), l'observation d'une fille qui, excepté les cathartiques, avoit employé tous les remèdes possibles : elle fut parfaitement guérie par des selles assez multipliées que procura un seul cathartique.

89e *Observat.* Rivière (2) rapporte l'observation d'une

---

(1) *Hist. morb. Wratislav.* tentam. 30, ann. 1724.
(2) Observ. communicata 8. Prax. medica.

dame de quarante ans, guérie d'une leucorrhée au bout de sept semaines par l'usage de la résine de jalap tous les huit jours ; mais la leucorrhée ayant reparu au bout de quelque temps, on la combattit avec succès par l'emploi soutenu d'un élixir amer et aromatique.

La femme de l'observation 16, *Rec.*) fut d'abord guérie de sa leucorrhée, qui duroit depuis onze ans, par un flux de ventre excessif qui fit aussi disparoître son hydropisie ; mais ces deux maladies se renouvelèrent par les écarts de régime de la malade ; et elle finit par périr.

La femme de Boëthus dont parle Galien, étoit purgée tous les trois jours. L'usage des purgatifs et des frictions menèrent à une guérison parfaite.

90e *Observat.* Rivière (1) obtint un plein succès d'une tisane purgative, pendant un mois, sur une femme qui avoit une leucorrhée ancienne, pour laquelle tous les remèdes avoient été infructueux.

91e *Observat.* Une petite fille de six ans étoit tombée dans un état cachectique que Gasp. Kolichen (2) attribua aux flueurs-blanches. Il la mit pendant plusieurs jours à l'usage d'une infusion de rhubarbe. La malade guérit heureusement.

On a disputé pour savoir si les purgatifs drastiques devoient être préférés aux simples laxatifs employés pendant long-temps. Ettmuller est presque le seul qui ait soutenu la lutte en faveur des premiers ; mais des pra-

---

(1) *Observ. medicæ*, centur. 3.
(2) *Acta medico-phys.* Barthol. observ. 83.

ticiens d'un aussi grand poids, Hoffman, Rivière, R. Méad, ont jugé le procès; et des observations très-multipliées ont prouvé en faveur des laxatifs. L'opinion d'Ettmuller, fondée sur quelques faits épars, est tombée en désuétude. Le raisonnement vient encore à l'appui de l'usage des laxatifs ; car si toute cause débilitante peut produire ou entretenir les flueurs - blanches, à ce titre les purgatifs drastiques doivent être exclus de leur traitement, à cause de la débilité qui est l'effet consécutif de ces médicamens.

On a cru ensuite nécessaire de déterminer un choix parmi les doux purgatifs; mais en général on a donné la préférence aux purgatifs amers qui, à la propriété purgative, joignent celle des toniques. La rhubarbe réunit ce double avantage ; aussi l'a-t-on généralement préférée.

On a aussi beaucoup loué les sels neutres, et les eaux minérales ferrugineuses données avec ces sels. Les eaux d'AEger, de Spa, de Memmingen, de Seltz, ont été très-recommandées. Ces dernières eurent un très-grand succès, entre les mains de J. Storch (1), sur une femme de trente ans qui avoit depuis plusieurs années des flueurs-blanches, dont la quantité avoit prodigieusement augmenté par la diminution de ses menstrues. Elle avoit perdu l'appétit ; elle éprouvoit des douleurs dans l'abdomen et les extrémités inférieures, et une si grande débilité qu'elle pouvoit à peine rester assise.

Que l'on emploie les légers purgatifs, seuls ou unis

______

(1) *Observ. clinicæ*, ann. 8.

P 3

aux eaux minérales ferrugineuses, il est toujours utile d'y associer les aromatiques, et essentiel d'y faire concourir les moyens de l'hygiène.

4°. *Par les vomissemens.*

Lorsque les catarrhes utérins paroissent vouloir se terminer par les vomissemens, il faut favoriser cette crise par les émétiques ou tous autres moyens artificiels. L'observation 45e est un exemple de leucorrhée guérie par un vomissement déterminé par la navigation. L'observation 9e de l'ouvrage intitulé, *Miscellanea naturæ curiosorum (Decur.* 3 , an 9), est un exemple de flueurs-blanches opiniâtres guéries par trois doses d'ipécacuanha.

On a cru pendant long-temps que le choix des émétiques importoit beaucoup : ainsi R. Méad a beaucoup loué le vin d'ipécacuanha ; Ettmuller, la racine d'azarum ; Fernel, une préparation de cette racine sous forme d'électuaire très-compliqué ; R. à Fonseca , Silvaticus et d'autres ont donné des éloges à cette composition. Geoffroi (1) préfère l'usage soutenu du verre ciré d'antimoine pendant une vingtaine de jours : il rapporte l'exemple d'une guérison obtenue par ce moyen sur une fille de dix-huit ans.

Je pense que ce choix et ces éloges prodigués à certains émétiques sont purement spécieux , et que c'est dans le vomissement, quel que soit le moyen par lequel on l'obtient, que consiste tout le spécifique, et non dans les vertus particulières du remède.

____

(1) *Transact. philosoph.* vol. XLVII, p. 273.

Telles sont les différentes indications particulières que présentent les catarrhes utérins.

Je passe aux indications générales.

§. I I.

Indications générales.

Les indications générales que présentent les catarrhes utérins, se réduisent à un petit nombre de règles fondamentales.

1re règle : Faire la médecine expectante dans les trois premiers temps des espèces de catarrhe utérin du premier sous-genre (aigu), après avoir seulement modéré l'intensité des symptômes.

2e règle : Faire la médecine agissante dans le quatrième temps des espèces du premier sous-genre, et dans tous les temps de celles du second sous-genre (chronique).

3e règle : Ne point laisser invétérer les leucorrhées, car elles en deviennent d'autant plus rebelles.

Principiis obsta, serò medicina paratur,
Cum mala per longas invaluére moras.
(Ovid.)

4e règle : N'employer que des remèdes généraux pour ranimer les fonctions, lorsqu'on ne voit point clairement la marche que la nature paroît disposée à suivre pour la terminaison de la maladie : *Studendum est ut omnes coctiones optimè perficiantur*, dit Mercurialis.

5e règle : S'il se présente quelque voie d'évacuation

favorable, il faut diriger ses vues vers cette tendance, et agir alors avec énergie : *Quò natura vergit, eò ducere oportet* (Hippocrate).

6e règle : Continuer les remèdes qui ont réussi, long-temps même après la guérison pour éviter les rechûtes. Ce précepte, donné par Celse, est des plus importans dans le traitement des catarrhes utérins ; car il n'est point de maladie plus sujette aux récidives : *Quomodo quisque æger se refecerit, eodem sanus utatur ; nam redit huic imbecillitas sua, nisi iisdem defenditur bona valetudo quibus reddita est* (1).

7e règle : Cesser tous remèdes par intervalles, ou les varier, parce que les organes s'accoutumeroient à leur action, et cette habitude en éluderoit les effets.

8e règle : Faire la médecine expectante à différentes époques de la vie, telles que celles de la première menstruation, du mariage, de la grossesse, de l'époque critique, parce que les leucorrhées cessent souvent d'elles-mêmes à ces époques.

9e règle : Diriger le régime des malades ; car tous les remèdes, sans cela, deviennent inutiles ou peu efficaces, comme l'observe Stahl (2) : *Illud semper certum esse ab experientiâ comperi, nihil in leucorrhœæ, quacumque medendi methodo tentatæ, curatione durabile obtineri, nisi ipsa vivendi ratio etiam pro re natâ, vel per matrimonium, et impregnationem, vel libidinum fugam prorsus fuerit mutata, aut nisi malum sit vel recens, vel syphiliticæ labis haud*

---

(1) Cornelius Celsus, *De medicinâ*, lib. IV, cap. 5, n° 15.
(2) *Collegi. casuale magn.* p 680.

expers ; postremùm enim leucorrhœœ genus prœ aliis benignœ indolis faciliorem admittit curam.

10e règle : Ne pas entreprendre de guérir les leucorrhées anciennes dans des femmes très-âgées, parce qu'il y a peu de succès à en obtenir, et que les dangers qui menacent les femmes qui veulent s'en débarrasser, exposent la vie des malades et la réputation du médecin. *Est prudentis hominis*, dit Celse (1), *primum eum qui servari non potest, non attingere, ne videatur occidisse quem sors ipsius interemit.*

L'emploi méthodique de ces différentes règles et de celles que j'ai tracées pour chaque indication particulière, forme le traitement rationnel des catarrhes utérins.

J'examinerai le traitement empirique dans le chapitre suivant.

______

(1) *De medicina*, lib. IV, cap. 3.

CHAPITRE XV.

Traitement des catarrhes utérins.

Il y a deux espèces de traitement : le *rationnel* et l'*empirique*. Le premier est l'emploi méthodique de médicamens dont on connoît les effets, suivant les indications particulières et générales que présentent les maladies ; c'est celui qui distingue le médecin. J'ai cru devoir réunir cette espèce de traitement aux indications. Le second, c'est-à-dire, l'emploi de médicamens dont les propriétés sont équivoques, mais qui ont eu du succès, et seulement dans quelques cas mal déterminés, forme le traitement empirique. Des formules toutes faites, des mélanges incompréhensibles, des secrets de famille, des substances inertes, sont la base de cette espèce de traitement. Il distingue le charlatan.

Ce n'est qu'aux dépens du domaine de la pharmacie que s'étendra celui de la médecine. Dans l'état actuel de cette science, l'habitude d'employer encore des formules toutes faites ou des médicamens jadis trop célèbres, ne peut-elle pas déja servir de type pour apprécier le savoir du médecin ?

Il est un grand nombre de médicamens qui ont eu de la réputation contre les catarrhes utérins. Je ne parlerai ici que de quelques-uns de ceux qui ont eu les succès les plus marqués, et je ne les prendrai que parmi ceux que des médecins distingués ont proposés : tels sont les pilules de Stahl, l'acide sulfurique, le basilic sauvage, l'arbutus uva-ursi, la ciguë.

1°. *Pilules de Stahl.*

Stahl faisoit beaucoup de cas des pilules suivantes, et les succès qu'il dit en avoir obtenus les ont fait recommander par les auteurs de beaucoup de dissertations faites en Allemagne. En voici la formule :

R. Extractum cardui benedicti et fumariæ.
Gummi ammoniacæ in aceto scillit. soluti, . } *aa* ℥ 1.
Myrrhæ optimæ , ...
Aloës succotrini , ... } *aa* Э 1.
Gummi hederæ , ... ℥ *ss. ad* Э *ij.*
Croci pulverisati, ... *gr. xv.*
Misce f. pil. D. quotid. . . . . *gr. xv pro dosi* (1).

Voici l'éloge qu'en fait Stahl lui-même : *Si à quoquam medicamento usquam effatu dignum in hâcce affectione effectum observavi, certè ab usitatis mihi pilulis eumque usque adeo sub sensus cadentem , ut primùm leucorrhœam adaugentes postmodò ritè continenter sumptæ eandem sensim imminuant, ac demùm planè compescant* (2).

2°. *Acide sulfurique.*

R. à Fonseca a le premier essayé l'acide sulfurique

---

(1) *Collegi. casuale mag. cas.* 19.
(2) *Ibid. cas.* 68.

contre les flueurs-blanches. Voici de quelle manière il en faisoit usage (1) : il mettoit 12 à 15 gouttes d'acide sulfurique sur quatre livres d'eau ; il faisoit macérer pendant deux jours trois poignées de roses rouges sèches dans l'eau vitriolée. Cette eau prenoit l'odeur et la saveur des roses ; il en faisoit ensuite un sirop qu'il donnoit tous les matins à la dose d'une once.

Weikard (2) a aussi fait usage de l'acide sulfurique avec succès. En voici deux exemples rapportés par cet auteur.

92e *Observat.* Une dame déja cachectique, maigre, qui avoit tous les soirs une fièvre lente , et une leucorrhée qui avoit succédé à une hystérie , fut prise d'une fièvre putride épidémique. Weikard , après avoir employé quelques évacuans , administra l'acide sulfurique avec tant de succès que la fièvre lente, la fièvre putride et la leucorrhée disparurent. Cette dernière reparut quelques mois après, mais l'écoulement étoit blanc , moins âcre et moins abondant.

93e *Observat.* Une autre dame avoit une leucorrhée très-abondante avec un petit écoulement rouge continuel. Après un long usage de l'acide sulfurique dans l'eau édulcorée à laquelle on ajoutoit un peu d'élixir vitriolique , la malade se rétablit insensiblement , devint grosse , et accoucha heureusement.

____

(1) *Consilia med.* t. I, consult. 21.
(2) *Observ. medicinales*, p. 108, cas. 1 et 2.

3o. *Basilic sauvage* (ocymum basilicum sylvestre).

Bajon a consigné dans le Journal de médecine, tome 39e, trois observations qui annoncent les succès du *basilic sauvage* contre les leucorrhées. Je ne rapporterai que la plus intéressante.

94e *Observat.* Une femme de vingt-quatre ans avoit, depuis quatre ans, une leucorrhée survenue par un dérangement des menstrues qui existoit toujours. Des bols astringens long-temps administrés par un empirique du pays (Cayenne), n'avoient jamais produit de diminution de la leucorrhée. Au temps de ses règles, il y avoit un petit suintement sanguinolent qui duroit près de trois jours, mais qui avoit presque disparu par l'usage des bols. Les flueurs-blanches étoient si abondantes que la malade étoit souvent obligée de changer de linge dans la journée : l'écoulement étoit verdâtre, inodore, de consistance purulente.

Comme son mari passoit pour être peu sain, et qu'il étoit mort d'une maladie qui pouvoit le faire soupçonner d'être atteint de quelque vice, Bajon conseilla le traitement anti-syphilitique ; la malade y consentit. Vu la foiblesse de son tempérament, elle fut traitée par extinction. Au bout de deux mois, nul changement dans la leucorrhée. Bajon passa au régime adoucissant, aux délayans, aux légers apéritifs, aux toniques, et ensuite aux astringens qui ne furent pas plus efficaces. La malade découragée ne voulut plus rien faire ; elle résolut alors d'aller passer quelques jours dans l'habitation du capitaine du Chassy, qui avoit la réputation de bien connoître les médicamens du pays. Elle y prit pendant deux mois du suc exprimé de basilic sauvage. Elle guérit parfaitement; ses règles se rétablirent très-bien ; elle prit de l'embonpoint, se remaria, devint grosse et accoucha heureusement.

4°. *Uva-ursi*..... (Arbutus uva-ursi).

L'uva-ursi dont les effets ont eu du succès dans les maladies des voies urinaires, semble, d'après l'observation suivante, tirée de Murray (1), en avoir obtenu un bien étonnant dans les fleurs-blanches.

95e *Observat.* Une fille éprouvoit, depuis six ans, une leucorrhée tantôt verte, jaune ou blanche, quelquefois d'un rouge brunâtre et très-fétide. Outre une perte en rouge très-abondante qui duroit depuis plus d'une semaine, elle avoit d'autres incommodités, telles qu'une extrême débilité, de fréquentes syncopes, perte d'appétit, sommeil agité et interrompu par des tremblemens, et elle étoit dans un état cachectique. Après avoir donné une fois les pilules purgatives, on prescrivit six doses d'un demi-gros d'uva-ursi en poudre en trois jours, au bout desquels une si foible dose avoit produit des effets étonnans; car peu de temps après le flux utérin cessa, et l'appétit revint.

---

(1) *Opuscul. de arbuto uva-ursi.*

5°. *Ciguë.*

La ciguë (1), devenue célèbre par les expériences d'Ant. Storck, de Polzerus, de Krapf, Quarin et Stoëller, doit sa réputation à des observations très-multipliées, et qui paroissent bien faites. En voici quelques-unes des plus détaillées.

96e *Observat.* Une femme de quarante ans (2) avoit des flueurs-blanches depuis près de quinze ans. Elle avoit tenté, mais en vain, tous les remèdes pour se guérir. Ses menstrues, supprimées depuis onze ans, rendoient la maladie plus fâcheuse et déja désespérante. Storck employa les injections de petite ciguë avec le miel rozat et le lait. Il donnoit tous les jours intérieurement un demi-gros d'extrait de ciguë et la décoction de cette plante mêlée au lait : la malade fut guérie au bout de onze semaines.

97e *Observat.* Une femme de cinquante-deux ans (3)

____

(1) Ant. Storck prétendoit que c'étoit dans la partie odorante de la ciguë que résidoient les grandes vertus qu'il attribua à cette plante, et ce principe odorant étoit contenu, suivant lui, dans la fécule ; il recommande donc de conserver cette partie avec soin, et voici le procédé qu'il indique pour faire l'extrait féculent de ciguë : Après avoir pilé la plante on en exprime le suc ; on filtre ; on évapore. Avant que l'extrait soit trop épais, on ajoute la fécule qui a resté sur le filtre ; on mêle avec soin, et quand l'extrait et le mélange ont été bien faits, cet extrait féculent se conserve long-temps.

(2) Storck, libell. *De cicuta.* cap. 2, cas. 14.

(3) *Ibid.* cap. 2, cas. 15.

éprouvoit depuis long-temps une douleur rongeante dans l'uterus : elle eut en même temps des flueurs-blanches si malignes et si corrosives, que non seulement les parties en étoient excoriées, mais même que le linge qui en étoit humecté devenoit bientôt friable. La fétidité étoit si insupportable que personne n'osoit s'approcher de cette femme. Après avoir épuisé sans succès presque toute sa fortune en médicamens, elle recourut à Storck qui conseilla le petit-lait et l'ablution des parties géni- tales avec l'infusion de ciguë coupée avec du lait et un peu de miel rosat. Comme elle éprouvoit de grandes ardeurs dans l'uterus, et qu'elle ne dormoit pas, Storck prescrivit une potion calmante que la malade prenoit tous les soirs avant son coucher. Le sommeil et l'appétit se rétablirent ; les forces et la gaîté revinrent ; du reste il n'y avoit aucun changement. On employa l'extrait de ciguë avec le petit-lait, et on continua les potions calmantes vers le soir. Au bout de quarante jours, les douleurs étoient si appaisées que le parégorique devint inutile. L'âcreté et la fétidité de l'écoulement dimi- nuèrent ; mais il survint une rétention d'urine ; l'on suspendit alors l'usage de la ciguë pendant quelques jours ; les urines reprirent leur cours, et il se faisoit par la vulve un écoulement âcre et ichoreux qui soula- geoit beaucoup la malade : mais les douleurs revinrent; il fallut reprendre l'usage de la ciguë. On en donna vingt grains par jour ; pour boisson une décoction de racine de guimauve ou du petit-lait. Les douleurs furent calmées ; la matière de l'écoulement devint muqueuse, et elle étoit rarement fétide. Néanmoins, au bout de trois semaines,

semaines la strangurie se renouvela, et obligea d'inter-
rompre l'usage de la ciguë à différentes reprises. Au
bout de six mois, la malade étoit parfaitement guérie ;
ses forces se rétablirent, l'embonpoint succéda à une
maigreur extrême et à des sueurs nocturnes très-abondantes.

Voici deux autres observations de Storck beaucoup
plus détaillées que les deux précédentes, et qui semblent
suffire à l'éloge de la ciguë (1).

98e *Observat.* Une femme de quarante - deux ans,
très-saine d'ailleurs, avoit depuis sept ans des flueurs-
blanches dont on ignoroit la cause : elle avoit cessé d'être
menstruée à cette époque. Dans le commencement, la
matière de l'écoulement étoit peu abondante, muqueuse,
blanchâtre, et la malade éprouvoit dans l'hypogastre
une tension et une douleur pongitive vague. Il y avoit
tantôt dysurie, tantôt strangurie : la leucorrhée se dissipa au bout de neuf mois par l'usage des bains et de
différens remèdes ; mais la tension et la douleur pongitive persistèrent, et la dysurie se manifestoit de temps
en temps : la malade éprouvat des chaleurs vagues à
la tête, des lypothimies, et presque tous les soirs des
frissons vers le dos ; elle n'opposa pendant près de
cinq ans à ces symptômes que la décoction d'althea. La
maladie fut peu incommode, les forces se soutenoient,
et la malade pouvoit vaquer à ses affaires. Il survint
des douleurs érosives, une sensibilité extrême de l'hy-

---

(1) Libellus 2 *De cicutâ*, cap. 2, cas. 13 et 16.
    Catarrhe utérin.   Q

pogastre; les urines et les selles se supprimèrent ; les lavemens et les fomentations émollientes rappelèrent les urines et les selles qui étoient noires et endurcies. Les douleurs se calmèrent, et les forces revinrent. Par le toucher, on reconnoissoit dans l'hypogastre une tumeur dure qui faisoit éprouver continuellement à cette femme une douleur brûlante, érosive, poignante. Après l'usage des bains pendant huit jours, il se fit par la vulve un écoulement ichoreux, brunâtre, âcre, fétide. L'ardeur et les douleurs hypogastriques diminuèrent. On continua encore les bains pendant quatorze jours, la malade en fut très-soulagée: elle pouvoit supporter les douleurs de l'hypogastre, elle marchoit aisément ; l'écoulement étoit si âcre que le vagin et la vulve étoient excoriés. On employa les remèdes internes et les topiques, qui calmèrent les douleurs, et diminuèrent l'âcreté de la matière. Les douleurs se ranimèrent, il survint de la fièvre et une rétention d'urine que les lavemens et les fomentations dissipèrent. L'écoulement leucorrhoïque augmenta ; la malade étoit bien affoiblie ; elle éprouvoit des horripilations, des chaleurs vers le soir et des sueurs nocturnes copieuses. Tout ce que l'on employa fut inutile, et même les douleurs s'accroissoient; elles devenoient plus opiniâtres, la matière plus fétide, plus âcre.

Cette malade n'ayant plus d'espoir de guérison, étant dans un état de cachexie et de marasme, entra à l'hôpital. Storck employa plusieurs remèdes, les décoctions émollientes, une diète adoucissante. Les forces paroissoient se réparer, la malade devenoit plus gaie ; cependant la

fièvre qui venoit le soir, et les sueurs nocturnes, conti-
nuoient, les douleurs et l'écoulement étoient les mêmes.

Comme jusque-là les remèdes employés avoient paru
peu efficaces, Storck essaya l'extrait de ciguë; il fomen-
toit souvent le vagin avec une décoction de guimauve et
de ciguë. En peu de jours il se fit un changement remarquable, les douleurs étoient moins vives, la fièvre
moins ardente, le sommeil plus tranquille, les sueurs
moins abondantes, la fétidité de l'écoulement moins insupportable. Le dix-huitième jour, la malade prenoit
déja 24 grains d'extrait de ciguë. Tout alloit de mieux
en mieux : cependant les douleurs devinrent si violentes
qu'il fallut recourir à l'opium. Le trentième jour, les
douleurs étoient énormes, brûlantes ; il survint de l'altération, de la fièvre, une débilité considérable. On suspendit l'usage de la ciguë ; on lui substitua une saignée
et une décoction émolliente miélée et nitrée, extérieu-
rement on appliqua un cataplasme émollient. Pendant
cette fièvre, l'écoulement leucorrhoïque fut suspendu ,
et il y avoit dysurie. Ces symptômes durèrent pendant
quatre jours, la malade eut de fréquens frissons : le
quatrième jour , elle étoit très-foible ; son pouls étoit
souvent intermittent, et on remarquoit de fréquentes
variations de chaleur et de couleur sur son visage. Enfin,
vers le soir, après un frisson violent, une sueur froide
et une légère syncope, l'écoulement reparut strié de sang
et très-fétide. On craignit une gangrène mortelle. Demi-
heure après, il sortit beaucoup de pus par la vulve, la
malade fut soulagée et dormit très-bien pendant la nuit.
Le lendemain elle étoit plus gaie , son pouls plus na-

turel, l'écoulement parut moins abondant. On se contenta de la décoction d'althéa et des pilules d'oliban, de mastich. Les douleurs utérines diminuèrent, et, par le toucher, on ne reconnoissoit plus de duretés ; l'écoulement purulent s'étoit dissipé au bout de huit jours ; les forces revinrent. Lorsque par fois l'écoulement ichoreux paroissoit, la malade éprouvoit des douleurs poignantes dans l'uterus, on suspendit l'usage des pilules balsamiques, et on y substitua l'extrait de ciguë, qui fut si efficace qu'en trois semaines la malade fut entièrement guérie. Ses membres devinrent forts ; elle étoit robuste, leste, ne se plaignoit de rien : l'écoulement utérin disparut absolument, les urines couloient librement, l'appétit et le sommeil étoient revenus, et la guérison étoit parfaite.

99ᵉ *Observat.* Une fille de dix-huit ans avoit depuis trois ans les seins durs comme des pierres ; elle étoit pâle, lente, cachectique, et n'étoit pas encore menstruée ; elle avoit des palpitations de cœur, des suffocations au moindre exercice. Les deux seins étoient parsemés de stries livides, et la malade y éprouvoit souvent une douleur lancinante. Les glandes axillaires et inguinales étoient dures et gonflées. Storck donna à la malade, en trois doses chaque jour, neuf pilules de deux grains chacune d'extrait de ciguë, et pour boisson une infusion de mélisse et de fleurs de sureau ; il n'appliqua aucun topique. Le cinquième jour il n'y avoit aucun changement ; il donna alors quatre pilules. Le huitième jour les stries livides des seins avoient disparu ; les douleurs

lancinantes et vagues étoient beaucoup plus fréquentes,
les forces étoient augmentées; au dixième jour on donnoit quinze pilules par jour. Le douzième jour il sortit
par la vulve une quantité abondante d'un fluide blanc,
glutineux, les duretés des seins étoient ramollies, la
respiration plus facile, les palpitations moins fréquentes;
on continua le même nombre de pilules jusqu'au ving-
tième jour; tout alloit mieux, les douleurs avoient beaucoup diminué, les seins étoient mobiles ; la face, d'un
jaune verdâtre avant, avoit pris une couleur de rose ;
toutes les fonctions se restauroient, chaque jour il se
faisoit un écoulement muqueux abondant par la vulve ;
quelquefois assez âcre pour produire de l'ardeur, d'autrefois il n'en résultoit aucune gêne. On prescrivit dix-
huit pilules par jour. Le trentième jour les seins étoient
presque dans leur état naturel ; les glandes axillaires
étoient moins volumineuses. La malade n'éprouvoit point
de douleurs; elle étoit plus gaie, le flux utérin n'étoit ni
plus fréquent, ni plus copieux; on s'en tint à la même
dose des pilules , à l'infusion de sureau et de mélisse. Le
cinquantième jour on ne sentoit plus de duretés dans
les seins. Sous les aisselles on rencontroit encore des
tubercules pyriformes; le flux utérin s'arrêta insensiblement ; l'appétit se rétablit. Pendant trois semaines la
malade prit de légères doses de ciguë et une infusion de
rhue. L'éruption menstruelle parut ensuite sans douleur,
et dura pendant cinq jours. La malade n'avoit plus ni
palpitations ni suffocations ; sa santé paroissoit très-
bonne. Storck cessa le traitement.

Q 3

100e *Observat.* Une dame (1) étoit tourmentée depuis long-temps par un flux leucorrhoïque très-âcre; elle avoit une très-grande dureté dans l'abdomen; le vagin étoit tellement obstrué par des tubercules skirrheux, qu'il pouvoit à peine admettre une petite canule, sans faire éprouver de vives douleurs. Ces skirrhes étoient d'une sensibilité exquise : la malade usa de l'extrait de ciguë, et on lui faisoit deux ou trois fois par jour des injections dans le vagin avec une légère infusion de cette plante; les douleurs ne tardèrent pas à s'appaiser; la matière de l'écoulement étoit moins âcre et nullement fétide; enfin les tumeurs skirrheuses disparurent, l'écoulement s'arrêta entièrement, et la malade fut guérie par le seul usage de ce remède.

101e *Observat.* Storck (2) parle d'une femme de trente-huit ans, leucorrhoïque depuis plus de dix ans, chez qui une partie de la matière de l'écoulement sortoit visqueuse et très-fétide par l'anus. Il existoit aussi autour de cette partie une dureté skirrheuse, par fois si douloureuse que la malade étoit obligée de garder le lit pendant plusieurs jours, et que les préparations d'opium ne pouvoient combattre l'insomnie. La matière devint beaucoup plus âcre; elle excorioit les parties voisines, et rendoit les linges cassans. Tous les remèdes avoient échoué; la malade étoit triste, mélancolique, et dans un état voisin de l'éthisie. Elle usa pendant quatre mois de l'extrait de

---

(1) Ant. Storck, Libell. *De colchic. autonn. rad.* p. 76.
(2) *Ibid.* p. 82.

ciguë, et au bout de ce temps-là elle fut guérie par le seul usage de ce remède. Les forces, l'appétit, le sommeil se rétablirent ; la dureté de l'anus se dissipa de même que l'écoulement qui se faisoit par cette partie. Les douleurs cessèrent; le ventre, qui avant étoit constipé, devint libre, et la malade n'avoit plus besoin de s'exciter par des lavemens et des purgatifs. Les menstrues devinrent régulières, et la leucorrhée cessa entièrement.

102e *Observat.* Quarin (1) a vu une femme de quarante-deux ans qui avoit, depuis six ans avant sa dernière couche, une leucorrhée dont la matière âcre, corrosive, très-fétide, excorioit les parties voisines : les remèdes les mieux indiqués, et dirigés par des gens habiles, furent sans succès. Quarin administra les pilules de ciguë, et il faisoit faire des lotions de la vulve et du vagin avec des infusions de ciguë et d'aigremoine La malade fut purgée quatre fois avec le séné, et elle fut guérie parfaitement en dix-neuf semaines.

103e *Observat.* Polzerus (2) parle d'une femme de quarante ans qui avoit depuis long-temps des symptômes d'hystérie et une leucorrhée, avec une tumeur grosse comme le poing auprès de l'ovaire. Elle fut parfaitement guérie, au bout de six semaines, par l'usage de l'aconit sucré et de l'infusion de ciguë, à laquelle on ajoutoit un quart de lait. On avoit aussi appliqué un emplâtre de ciguë dans le lieu où l'on ressentoit la tumeur.

(1) Libell. *De cicutâ*, cap. 2, cas. 13.
(2) *Libell. quà Storkii continuant. experimenta*, cap. 8.

104ᵉ *Observat.* Krapf (2) voyoit une femme qui avoit depuis plusieurs années des flueurs-blanches avec excoriation des grandes lèvres. L'orifice utérin étoit d'une sensibilité exquise ; et, par le toucher, on reconnoissoit une tumeur dure et volumineuse qui remplissoit tout l'espace compris entre le pubis et le col utérin. Pendant quatre mois on faisoit tous les jours dans le vagin des fumigations de ciguë, au moyen d'une canule. On donnoit en même temps l'extrait de ciguë. Au bout de ce temps-là la malade étoit parfaitement guérie, et la tumeur avoit disparu.

Tels sont les médicamens qui paroissent avoir le mieux réussi. Malgré ces apparences de succès, je pense qu'il n'est pas d'un médecin instruit d'employer comme base de traitement des substances dont les propriétés sont trop équivoques encore pour être destinées à remplir des indications particulières.

____

(1) *Libell. quò Storkii continuant. experimenta*, p. 243.

RECUEIL

D'OBSERVATIONS

PLACÉES

PAR ORDRE ALPHABÉTIQUE DES AUTEURS (1).

Première observation.

En 1634, au temps de la canicule, une demoiselle de Luques, d'un tempérament chaud et humide, ayant eu des flueurs - blanches continuelles, fut attaquée de fièvre aiguë, d'angine tonsillaire, d'hémorroïdes internes fort douloureuses, d'un gonflement d'estomac et de toute la région hypogastrique, effets de l'écoulement périodique. Un jour ayant éprouvé une sensation pénible en urinant, il se trouva que son urine avoit la couleur et l'odeur du vin, et elle continua d'en rendre de semblable tant que l'évacuation périodique ne

(1) Parmi ces observations beaucoup sont incomplètes et ne présentent qu'un, deux, trois ou quatre rapports; ce qui m'a obligé d'en recueillir un bien plus grand nombre que si elles eussent été bien faites, afin de chercher à rassembler tous les faits qui peuvent compléter l'histoire des leucorrhées, autant qu'il m'a été possible.

fut pas bien rétablie : et lorsque la douleur d'hémorroïdes venant à cesser par intervalles , cette évacuation
se faisoit bien , les urines reprenoient leur couleur naturelle , et la malade se trouvoit mieux. Elle jouit d'une
assez bonne santé pendant l'année 1634 , et jusqu'à
l'été de 1636 ; mais alors la chaleur ayant beaucoup
augmenté , les maux d'estomac , de ventre et les hémorroïdes revinrent avec la difficulté d'uriner et l'odeur
vineuse des urines ; les flueurs - blanches étoient encore
supprimées. La malade n'avoit aucune altération , conservoit son embonpoint, et n'eut qu'un ou deux accès
de fièvre éphémère causés par la douleur des hémorroïdes. Le cours même des urines étoit réglé comme
dans l'état de santé, et la quantité en étoit telle qu'elle
devoit être (1).

Seconde observation.

Une sœur de la Charité de Tours, d'une vie très-
régulière , d'un tempérament mélancolique , sujette à
de grandes migraines , et n'ayant jamais été réglée ;
dans un délire mélancolique et sérieux, s'étant jetée une
nuit par la fenêtre, se tua.

A l'ouverture du cadavre on trouva l'ovaire droit gros
comme le poing , le gauche du volume et de la figure
d'un œuf de poule : le chirurgien ouvrit le droit dont
il sortit beaucoup de pus liquide , sans odeur. Il y avoit
aussi une grosse pelotte de poils empâtés avec une matière qui ressembloit à du suif. L'entrée de la trompe

---

(1) *Mém. de l'Acad. des sciences*, part. étrang. t. VII, p. 302.

étoit enfermée et engagée dans l'ovaire dilaté , et presque détruit par les matières de l'abcès ; et la trompe
n'étoit plus qu'une espèce de fistule par laquelle le pus
séreux de l'ovaire passoit dans l'uterus, et de là dans le
vagin (1).

Troisième observation.

Alberti rapporte l'observation de la femme d'un per-
ruquier , âgée de trente ans , qui avoit des flueurs-
blanches très-anciennes avec des excroissances aux parties
génitales : un jeune médecin avoit regardé la maladie
comme incurable ; Alberti en entreprit la cure, et obtint
la guérison par les pilules mercurielles, la décoction des
bois sudorifiques et la poudre tempérante (2).

Quatrième observation.

Cath. Frewde, stérile à son premier mariage , se
remaria après la mort de son époux , et devint grosse à
sa quarantième année : au dernier mois de sa grossesse,
elle éprouva une fièvre aiguë et des douleurs atroces
dans l'uterus : les médecins appelés furent surpris de la
nature de l'écoulement utérin et de la gravité des symptômes. Cette femme éprouva pendant plusieurs jours les
douleurs de l'enfantement. Par le toucher on faisoit
mouvoir un corps solide dans l'uterus ; on crut que
c'étoit un enfant mort. Par intervalle il sortoit de la
vulve une matière inodore , blanche comme de la neige,

---

(1) *Mém. de l'Acad. des sciences* , an 1700; observ. 5.
(3) *Jurisprudentia med.* t. IV, observ. 37.

et de la consistance du savon ramolli. Cette matière approchée de la flamme d'une bougie, au lieu de brûler, fit explosion et éteignit la lumière. La femme mourut (1).

Cinquième observation.

Une femme de trente-sept ans, foible et très-lubrique, d'un tempérament mélancolique, avoit éprouvé de longs chagrins : elle étoit mère de plusieurs enfans; elle ressentoit depuis plusieurs années de violens maux de tête qui se dissipèrent par l'usage interne et externe des eaux de Vissebaden, pendant le printemps et l'automne. Au mois de septembre, ses règles furent suivies d'un écoulement muqueux, dont la quantité augmentoit progressivement : elle en fut affoiblie au point d'être obligée de garder le lit vers la fin du mois : la matière de l'écoulement étoit un peu verdâtre, écumeuse, très-fétide et si âcre qu'elle excorioit les parties qu'elle mouilloit. La malade ne pouvoit se tenir à son séant tant elle étoit foible, et parce que, dans cette position, la matière couloit comme un torrent ; elle sentoit dans l'abdomen une douleur ulcéreuse, et cette douleur se propageoit jusqu'aux nymphes et aux cuisses. Pouls foible et fréquent, soif ardente, perte d'appétit. L'on donna les pilules faites avec la rhubarbe, le chardon bénit et la térébenthine, et une boisson délayante. Le quatrième jour, saignée de 6 onces au bras, à cause de la violence des douleurs abdominales ; le sang étoit couenneux, les dou-

---

(1) Bartholin, *Acta physico-med. haffniensia*, observ. 33.

leurs se calmèrent. La quantité de l'écoulement diminua peu à peu sans changer de nature ; la malade eut quelques selles. Les jours suivans elle rendit, tant par l'anus que par la vulve, une grande quantité d'un sang noir, épais, d'une odeur très-fétide. Cette évacuation diminua les douleurs de la moitié supérieure de l'abdomen ; la malade se croyoit déja guérie. Elle prit pendant une quinzaine de jours les pilules faites avec la rhubarbe, le succin et la térébenthine; elle s'en trouvoit bien, et l'écoulement diminuoit. Les règles parurent en leur temps, les flueurs-blanches étoient moins abondantes, et cette femme put vaquer à ses occupations. Elle commit des excès d'intempérance qui produisirent une rechute ; le ventre se tendit, il s'y éleva une tumeur molle, pâteuse, qui environnoit l'abdomen au-dessous des hypocondres ; les fortifians et les laxatifs rétablirent le calme, et après un régime soutenu, la malade guérit parfaitement (1).

Sixième observation.

Blasius dit qu'une femme de quarante ans, après un accouchement laborieux, se plaignit de flueurs-blanches suivies de douleurs très-vives : cet écoulement étoit très-irrégulier. La matière, tantôt claire, tantôt viscide, affectoit différentes couleurs. Plusieurs chirurgiens employèrent en vain diverses injections astringentes. Au bout de sept semaines la malade mourut.

A l'ouverture du cadavre on trouva la matrice rem-

---

(1) Bartholin, *Acta physico-med. haffniensia*, vol. V, observ. 9.

plie de pus qui passoit par plusieurs ouvertures de ce viscère dans l'abdomen (1).

Septième observation.

Le même auteur parle d'une femme de trente ans qui eut des flueurs-blanches les sept derniers mois de sa vie. Sur la fin, elle éprouvoit de violentes douleurs utérines, et la matière de l'écoulement étoit très-fétide; les urines très-peu abondantes excitoient de l'ardeur. Cette femme mourut.

A l'ouverture du cadavre on vit la vessie très-distendue par une grande quantité d'urines, adhérant au pubis et comprimant fortement la matrice et le vagin. Un ulcère s'étendoit depuis la vulve jusqu'à l'orifice de la matrice, et le pus très-fétide qui en couloit, passoit en partie dans l'abdomen à travers une ouverture ulcéreuse occupant le col de l'uterus. La paroi urétrale du vagin avoit deux pouces d'épaisseur ; elle étoit d'une consistance cartilagineuse, et gênoit beaucoup le passage des urines. Le pavillon de la trompe droite étoit très-enflammé, son canal effacé, et la trompe suppurée, ainsi que l'ovaire du même côté. La vessie adhéroit aux ovaires : le droit, du volume d'un œuf, étoit rempli d'un liquide jaunâtre et transparent ; le gauche, gros comme une noix, étoit plein de sérosité (2).

---

(1) Blasii *Observata medica*, observ. 3.
(2) *Ibid.* observ. 5.

Huitième observation.

Une jeune femme de Genève, qui, hors le temps de la grossesse, avoit des flueurs-blanches très-abondantes , une pesanteur et des douleurs violentes à l'hypogastre, fut atteinte d'une hydropisie de matrice. Après des souffrances cruelles, elle mourut le 4 juin 1681.

A l'ouverture du cadavre on trouva que la matrice et ses dépendances pesoient cent livres : sa cavité contenoit 28 à 30 pintes d'un fluide roussâtre très-acide. L'on y voyoit quatre germes avortés , dont l'un avoit le volume d'une tête de fœtus à terme , plus ressemblant à un coagulum de sang qu'à une masse charnue. Dans la cavité de l'uterus du côté droit, il y avoit huit corps glanduleux remplis d'une matière blanche , visqueuse, inodore, semblable à la liqueur prolifique : de ces corps, les uns étoient gros comme le poing , d'autres comme des pommes de jeu, etc. On ne put connoître ni les ovaires ni les trompes (1).

Neuvième observation.

Une fille déflorée depuis plusieurs années , s'étant abstenue pendant long - temps de ses habitudes vénériennes , éprouva des flueurs - blanches très-abondantes et diversement colorées. Elle eut quelques affections hystériques , ensuite de grandes douleurs à l'hypogastre. Il s'éleva sur tout le côté droit des tumeurs

____

(1) Blegny, *Zodiacus medico-gallicus.*

grosses comme des noix dont rien ne put arrêter les progrès : elle mourut. La jambe droite étoit œdémateuse ; la ganche qui l'avoit été, étoit très-maigre, l'abdomen tuméfié.

A l'ouverture du cadavre on trouva les intestins gangrénés et pleins d'excrémens endurcis ; les vaisseaux spermatiques gorgés d'un liquide visqueux, bleuâtre ; les ovaires et les trompes distendus par un liquide lympide dans quelques parties, épais et blanchâtre ailleurs, ou par une matière stéatomateuse presqu'inodore pesant environ douze livres : l'uterus étoit très - petit, très-compacte, son orifice livide (1).

Dixième observation.

Une jeune dame d'une complexion délicate, d'un tempérament bilieux, grosse de quatre mois, avoit des flueurs-blanches depuis cinq semaines, avec une grande douleur à l'hypogastre. Les grandes lèvres étoient excoriées par la matière de l'écoulement. Au dernier accouchement de cette malade, les ligamens utérins s'étoient relâchés ; et il y avoit une chûte de matrice qui présentoit à la vulve une tumeur grosse comme un œuf : cette femme ne pouvoit marcher qu'en écartant beaucoup les jambes ; elle avoit la figure pâle, point de fièvre. Par une cause très - légère, malgré sa chûte de matrice, elle avorta d'un fœtus de quatre mois (2).

---

(1) Binninger, *Centuriæ observation.* observ. 90.
(2) *Ibid.*, observ. 37.

Onzième

Onzième observation.

Une femme de trente ans, d'une conduite très-débordée, vivant de prostitution depuis vingt ans, devint grosse contre toute attente. Avant sa grossesse elle étoit bien réglée, et elle avoit des flueurs-blanches que l'on soupçonnoit vénériennes, et qui continuèrent de couler.

Le premier mois de sa grossesse ses règles se supprimèrent, elle tomba dans un état de langueur ; elle avoit des nausées, des vomissemens, des syncopes, des spasmes et des douleurs arthritiques continuelles qui s'appaisoient par intervalles.

Le troisième mois elle sentit une tumeur dans l'abdomen qui croissoit insensiblement, s'inclinoit vers la région iliaque gauche, et faisoit éprouver un sentiment gravatif très-incommode. En même temps la malade avoit une dysurie qu'elle augmenta par l'usage des plus puissans emménagogues qu'elle prenoit pour se faire avorter, et ce n'étoit pas son premier essai.

> . . . . . *Forsan sæpius tentaverat*
> , ... *Tenellos convellere fœtus ;*
> *Et nondùm natis dira venena dare.*
>
> (Virg.)

Elle avoit cherché à favoriser l'action de ces remèdes par des dilatations et des irritans appliqués au vagin. Après toutes ces manœuvres, elle éprouva des douleurs atroces dans l'abdomen, des tourmens intolérables dans les régions iliaques, lombaire et sacrée, qui annonçoient l'avortement. Il se faisoit par la vulve un écoulement si âcre que cette partie en étoit excoriée.

Catarrhe utérin.   R

Les symptômes persistèrent sans relâche , le ventre étoit très - douloureux et constipée , la fièvre s'alluma ; le neuvième jour il y eut des mouvemens convulsifs , tuméfaction subite et uniforme de l'abdomen , la malade mourut à l'hôpital de Hall.

Le lendemain on fit l'ouverture du cadavre ; le ventre étoit uniformément tendu et rempli d'une quantité énorme de sang caillé très - fétide. Les intestins étoient enflammés et parsemés de quelques taches gangréneuses. Dans la région iliaque gauche une tumeur adhérente à la matrice , à droite une autre tumeur musculo - membraneuse remplissoit presque toute la cavité du bassin , et formoit une poche dont la paroi postérieure , détruite par la gangrène , laissoit sortir la jambe droite d'un embryon. Les ligamens , les trompes et les ovaires avoient des situations très - irrégulières. La vessie étoit très - comprimée , son col enflammé. La conception s'étoit faite dans l'ovaire droit , qui avoit pris des adhérences contre nature avec l'uterus. Le vagin présentoit des rugosités très - enflammées ; on trouva au fond de l'uterus une hydatide qui se prolongeoit jusqu'à l'orifice de ce viscère. La matrice avoit le volume qu'elle présente dans une grossesse d'un mois ; elle étoit remplie d'un fluide muqueux, épais et jaunâtre : une membrane molle, poreuse, villeuse , épaisse , enflammée et excoriée tapissoit l'intérieur de l'uterus, dont la substance étoit d'un tissu compacte (1).

______

(1) Ph. Adolphe Boëhmer, *Observat. anatomicæ in uterum hu-manum.*

(259)

Douzième observation.

Une fille anglaise, après une aménorrhée de huit mois, fut menstruée de nouveau à cinquante ans, mais très-irrégulièrement. Pendant trois mois elle eut des flueurs-blanches fort abondantes avec une grande débilité : ce flux augmentoit de jour en jour et excorioit les organes de la génération. Les urines diminuèrent, et charioient quelquefois des grumeaux de sang ; la malade éprouvoit alors de vives douleurs sur-tout aux hypocondres, et une constipation opiniâtre qui dura pendant cinq mois. Elle ressentit ensuite des douleurs intolérables autour de l'anus et du pubis ; elle vomit des matières bilieuses, et mourut.

A l'ouverture du cadavre on trouva l'uterus et ses accessoires très-adhérens aux parties voisines, et dans chaque ovaire une hydatide remplie de fluide ; les ovaires et les trompes étoient ulcérés et purulens. On injecta les vaisseaux spermatiques ; l'injection pénétra dans la matrice et le vagin par une légère compression de ces parties. La matrice étoit ample, rougeâtre à l'intérieur, excoriée, ulcérée et purulente, un peu inclinée à gauche. A l'extérieur il y avoit un ulcère qui couvroit en partie la matrice et le vagin ; cette dernière partie paroissoit gangrenée : les vaisseaux utérins étoient gorgés de sang (1).

____

(1) *Ex Litteris* Joannis de Muralto.

R 2

Treizième observation.

Une femme anglaise, qui, pendant plusieurs années, avoit été affectée d'une leucorrhée, mourut enfin d'un ulcère de matrice. Muralto et Sylvius la disséquèrent à Leyde, le 14 mai 1668. Les glandes lymphatiques étoient par-tout dures et jaunâtres, pleines d'une matière épaisse comme du suif et ressemblant à du pus ; les vaisseaux lymphatiques étoient remplis de fluide ; dans chaque ovaire et dans le pavillon des trompes étoient des hydatides volumineuses (1).

Quatorzième observation.

Une femme de cinquante-quatre ans, et qui avoit cessé à quarante-deux d'être réglée, éprouvoit de temps à autre, depuis trois années, une douleur de tête considérable vers la nuque, derrière les oreilles et vers les carotides ; elle sentoit couler sur sa langue une humeur âcre et salée, sur-tout lorsqu'elle se baissoit; elle avoit des flueurs-blanches accompagnées d'ardeur à la vulve, et elle rendoit beaucoup de flatuosités par la bouche. Les accès de cette maladie duroient trois ou quatre semaines pendant lesquelles elle n'en mangeoit et n'en dormoit pas moins : elle étoit aussi devenue sourde dans le commencement de cette maladie périodique, et sa vue s'étoit fort affoiblie. Elle se trouva soulagée par l'usage d'un diaphorétique martial combiné

---

(1) De Muralto, *Exercitationes de lymphâ et salivâ.*

avec la crême de tartre et le sucre, et par celui du sel ammoniac mêlé avec la teinture de safran (1).

Quinzième observation.

Une femme de quarante ans, d'une foible constitution, née d'une mère qui avoit des ulcères scorbutiques aux pieds, vécut avec beaucoup d'intempérance dès son bas âge : elle éprouva ensuite beaucoup de chagrins qui la plongèrent, pendant six mois, dans un état mélancolique et hypocondriaque. Elle devint mère de huit enfans, et à chaque grossesse il lui survenoit des varices très-grosses et très-nombreuses aux cuisses et aux jambes. Il lui parut un érysipèle aux cuisses, et des ulcères aux malléoles qui rendoient une grande quantité de suppuration. On lui ouvrit un cautère à une jambe. Cette femme se plaignit que chaque fois que les ulcères ou le cautère commençoient à se cicatriser ou à tarir, elle éprouvoit une espèce de transport de la matière vers l'abdomen, des angoisses très-grandes à la région précordiale, une douleur gravative à l'épigastre, un froid glacial à l'hypogastre, non seulement reconnoissable au toucher, mais même que la malade ressentoit en urinant et dans l'écoulement des menstrues : elle avoit alors des flueurs-blanches qui lui faisoient éprouver les mêmes sensations que si elle eût rendu de la neige fondue par la vulve.

Elle étoit soulagée par l'antimoine diaphorétique et

______

(1) *Ephem. naturæ curios.* decu. 2, an 7, observ. 107.

R 3

les martiaux : après leur usage il survenoit de la sueur, des déjections alvines, et son cautère suppuroit davantage (1).

Seizième observation.

La femme d'un potier, cachectique depuis dix ans, ayant la face très-pâle et cadavéreuse, avoit des flueurs-blanches et des menstrues en blanc depuis onze ans. Forestus, consulté, conseilla d'abord un purgatif hydragogue, ensuite les diurétiques ; il employa le traitement convenable à l'hydropisie, ce qui parut soulager la malade ; mais comme elle étoit peu fortunée, elle abandonna bientôt ce traitement, et, vivant à sa manière, elle devint hydropique ; étant alors regardée comme sans ressource, elle but une grande quantité de bière, qui, par un heureux hasard, produisit un grand flux de ventre : toute l'eau s'écoula comme un torrent par les selles, et la malade fut guérie contre tout espoir. Deux ou trois mois après sa leucorrhée reparut. Se refusant encore aux avis de Forestus et d'autres médecins, elle redevint hydropique, et mourut deux ans après (2).

Dix-septième observation.

La femme de Boëthus, homme célèbre à Rome, avoit des flueurs-blanches. Le traitement ordinaire fut inutile et la maladie s'aggravoit, personne n'osoit en

---

(1) *Ephem. naturæ curios.* ann. 9 et 10, observ. 188.
(2) Forestus, *De morb. muliebribus.*

proposer un meilleur. Dans l'incertitude, il survint au ventre un gonflement que les matrones regardoient comme une grossesse. Les médecins, au contraire, n'y voyoient qu'une ascite dont une partie s'évacuoit par la vulve, l'autre partie retenue formoit tumeur. La malade fut abandonnée par les autres médecins ; Galien seul se chargea du traitement. On avoit déja employé les astringens et négligé les purgatifs. Depuis, l'écoulement s'étoit supprimé, et l'hydropisie s'étoit manifestée. Galien mit la malade à un régime très-sévère, il employa ensuite les frictions et tout ce qui peut porter les humeurs à la peau ; il fit faire des onctions par tout le corps avec du miel écumé ; il donna les diurétiques et les purgatifs tous les trois jours. L'usage soutenu des apéritifs et des hydragogues fut favorisé par des frictions sèches. Au bout de quinze jours de ce traitement, la malade prit de l'embonpoint et des couleurs, et il ne restoit plus aucune apparence de maladie (1).

Dix-huitième observation.

Une dame de trente ans, bien réglée et jouissant d'une bonne santé, après six mois de mariage, fut prise tout-à-coup d'une perte violente qui dura une semaine : depuis cette époque ses menstrues furent très-irrégulières. Le ventre se tuméfia un peu, et la malade se crut grosse ; ses règles coulèrent néanmoins pendant deux mois aux époques accoutumées. Par suite

____

(1) Galien, *in libro De præcognitione.*

R 4

elle eut des pertes abondantes , et le ventre s'affaissa ;
les seins étoient très-gonflés : la malade éprouvoit une
vive douleur à la tête , aux épaules et aux reins ; elle
avoit perdu l'appétit ; elle avoit des maux d'estomac
qui ne se dissipoient que par des vomissemens d'un
fluide aqueux , sur-tout après le repas. Lorsqu'elle buvoit
du vin , elle éprouvoit un sentiment de froid aux seins ,
quoique ce fût au mois de juin ; elle fut ensuite mieux
réglée , quoiqu'en moindre quantité. Le ventre se tuméfia de nouveau , et la malade eut des maux de reins
qui , plusieurs fois , lui firent croire qu'elle étoit grosse.
Les seins donnoient du lait , et il y avoit un écoulement
blanc très - abondant par la vulve. Une sage - femme
annonçoit un accouchement prochain ; la malade elle-
même prétendoit sentir les mouvemens de l'enfant.

Les médecins qui reconnurent qu'elle n'étoit pas
grosse , l'envoyèrent aux eaux de Spa. Au bout de deux
mois de leur usage , il n'y avoit aucun changement en
mieux ; il étoit même survenu de la dyspenée , de la
sensibilité à l'abdomen , des borborygmes et des douleurs
aux extrémités inférieures. Par le toucher , une sage-
femme disoit sentir quelque chose de dur et de pesant
dans la matrice : parmi les médecins , les uns pensoient
que c'étoit une tympanite , d'autres une ascite ; mais la
malade étoit bien colorée ; elle n'avoit point de fièvre ;
elle n'étoit point altérée. La percussion de l'abdomen
ne rendoit ni son ni fluctuation. Quelques-uns préten-
doient que c'étoit une molle , mais la malade n'étoit pas
maigre ; elle étoit assez bien réglée ; elle n'éprouvoit
point de douleurs dans le coït ; elle n'avoit point de

syncopes , les seins fournissoient beaucoup de lait (ce qui n'a pas lieu , dit l'auteur , quand il y a une molle). H. ab Heers regarda la maladie comme un état cachectique ; il conseilla l'usage réitéré des purgatifs avec la rhubarbe , l'agaric , le séné , une petite saignée à chaque bras dix jours après la menstruation. Au bout d'un mois elle fut guérie (1).

Dix-neuvième observation.

Une autre dame de soixante-dix ans , d'un tempérament bilieux , avoit un écoulement par la vulve , une chûte de matrice , de grandes douleurs aux lombes , à l'abdomen et aux aines , des excoriations à la vulve avec une démangeaison très-incommode. Heers plaça un pessaire d'argent pour remédier à la descente. Au bout de peu de temps cet instrument devint très-noir; il étoit enduit d'un fluide ichoreux , clair , noirâtre, très-fétide. Dès-lors ce médecin n'eut plus de doute qu'il n'y eût un cancer. Désespérant de la guérison , il s'en tint aux injections émollientes et narcotiques; en peu de temps le prurit se dissipa , mais la maladie resta incurable (2).

Vingtième observation.

En 1741 , une sage-femme arracha si rudement le placenta d'une femme de vingt ans en couches de son premier enfant , que celle-ci entendit quelque chose se

____

(1) Henricus ab Heers, *Observationes medicinales.*
(2) Id. *Ibid.*

déchirer. Elle éprouva toujours dès ce moment de la foiblesse et de la douleur en se couchant sur le côté. La malade s'étant levée pour faire quelques tours par sa chambre, la matrice sortit à la vulve ; elle étoit grosse comme le poing et enveloppée par le vagin. Son col, de la grosseur du pouce, ressembloit à un mamelon. La malade se recoucha, et on réduisit la matrice. Dans le jour, la matrice sortoit de la vulve, et cette femme ne la faisoit rentrer que pendant la nuit. Sa santé n'étoit pas altérée. Après avoir allaité son enfant pendant dix-huit mois, les menstrues reparurent ; elles couloient uniquement de l'orifice utérin, tantôt abondamment, tantôt goutte à goutte ; en général, elles étoient très-abondantes, le vagin ne contribuoit en rien à cet écoulement. Étant redevenue grosse, elle éprouva beaucoup d'incommodités de sa chûte de matrice qui restoit au-dehors tout le jour, et qui ne rentroit que la nuit, jusqu'à ce que son développement ne lui permît plus de sortir ; elle éprouva alors un sentiment de pesanteur vers le pubis et aux environs jusqu'au septième mois de sa grossesse auquel elle avorta. L'enfant vécut quatre ans, et fut allaité par sa mère. Après les couches, l'uterus descendit de nouveau, mais plus bas que la première fois. En peu d'années cette femme eût trois avortemens de trois mois, après des accès de colère. Après chaque avortement, l'uterus descendoit de plus en plus. Ces avortemens furent suivis d'une leucorrhée qui dura six à sept ans, et n'étoit formée qu'à la surface du vagin ; elle étoit si abondante que la malade étoit obligée de se garnir de linges ; les menstrues, au contraire, cou-

loient uniquement de l'orifice de l'uterus. La matrice
devint douloureuse et se tuméfia au point de ne pouvoir
être réduite ; elle resta hors de la vulve jusqu'en 1761 ,
sans jamais rentrer. La malade , alors âgée de quarante
à cinquante ans, cessa d'être réglée ; le col de l'uterus
avoit acquis plus de volume, et s'étoit recouvert d'une
pellicule : la leucorrhée cessa. La malade n'éprouvant
d'autres incommodités que celles qu'occasionnoit la chûte
de matrice depuis une trentaine d'année, négligea pendant dix à douze ans de la réduire : par fois , le froid
ou la fatigue faisoient gonfler l'uterus qui prenoit l'aspect d'un scrotum , et présentoit des rides à sa surface.
Par son exposition à l'air , sa membrane prit et la couleur et la densité de la peau. Lorsqu'on replaçoit ce
viscère, il sortoit aussitôt. Du reste , cette femme en
étoit si peu incommodée, qu'elle sembloit n'avoir aucune
maladie (1).

Vingt-unième observation.

Une femme de trente ans, d'une foible constitution ,
habitant un lieu voisin de la mer, très-sédentaire, vivant
misérablement et se nourrissant de poissons et d'huitres ,
mal réglée depuis près d'un an, commençoit à avoir des
fleurs-blanches très-incommodes. Son visage devint pâle;
la malade maigrit, et tomba dans un état de mélancolie
qui lui faisoit beaucoup exagérer ses maux, sur-tout
quand elle se rappeloit que sa mère avoit eu la même

---

(1) J. Hill, Comment. med. Edimburgi ; p. 88.

maladie. Elle consulta Hoffman qui, vu l'état de débilité des premières voies et des digestions, commença à évacuer plusieurs fois par haut, et donna ensuite, pendant un mois, quatre onces d'un vin aromatique par jour. Elle faisoit un peu d'exercice; elle prenoit une meilleure nourriture, et elle guérit de cette maladie commençante (1).

Vingt-deuxième observation.

Une dame de vingt-sept ans, d'une très-foible complexion, d'un tempérament pituiteux, sanguin, fut atteinte de flueurs-blanches qui succédèrent à la suppression de ses lochies. Elle en fut d'abord peu incommodée; mais la maladie s'aggravant et étant accompagnée d'autres symptômes, elle consulta plusieurs médecins qui la soulagèrent sans la guérir entièrement. L'écoulement devient si abondant qu'il étoit apparent, même pendant les menstrues. La malade en fut affoiblie au point de ne pouvoir faire vingt pas sans tomber en syncopes. La peau devint si sensible, qu'à la moindre variation atmosphérique elle éprouvoit des douleurs rhumatiques, des céphalalgies, des maux de dents, des érysipèles à la face. Cette dame fut affectée si vivement de la mort d'un de ses parens, que sa maladie fit des progrès très - rapides. La malade ne pouvoit sortir de son lit, et elle perdit le sommeil. Par intervalles elle éprouvoit des frissons, des tremblemens et des syncopes.

____

(1) Fred. Hoffman, *De cachexiâ uteri*, observ. 2.

Hoffman consulté pour cette maladie , tourna ses vues moins vers la leucorrhée que vers l'état cachectique et l'extrême débilité de la malade.

L'on sait assez, dit Hoffman, combien la médecine est peu efficace contre des affections aussi anciennes ; cependant il en entreprit le traitement : il régla d'abord le régime , employa les toniques, les eaux de Seltz avec le lait d'ânesse. L'auteur ne dit pas les suites de ce traitement (1).

Vingt-troisième observation.

Une dame d'un tempérament sanguin , mère de beaucoup d'enfans, âgée de quarante ans, mal réglée , avoit des flueurs - blanches continuelles : son état de langueur lui fit chercher des secours ; elle éprouvoit une lassitude gravative , ses vaisseaux étoient gonflés , les muscles dans un état habituel de tension, les pieds et les jambes étoient engourdis : les menstrues étoient très-irrégulières et trop abondantes.

Vu le mauvais état des règles , Horstius la fit saigner, la mit ensuite à l'usage des fortifians et des sudorifiques, et prescrivit les aromatiques et les astringens en injections ; les fumigations odoriférantes terminèrent le traitement (2).

----

(1) Fred. Hoffman, *De cachexiâ uteri*, observ. 3.
(2) Horstius, observ. 18.

Vingt quatrième observation.

Une dame avoit des flueurs - blanches très-anciennes et des douleurs vagues, outre plusieurs autres indispositions : depuis environ quarante jours elle éprouvoit une fièvre avec paroxisme vers le soir, et une très-grande débilité de l'estomac. Lælius ordonna une saignée, les purgatifs, ensuite les diurétiques, un cautère au bras : vers l'automne il mit la malade à l'usage des toniques ; mais il se forma des ulcères gangréneux à la matrice, et la malade mourut (1).

Vingt-cinquième observation.

Une jeune dame d'un tempérament bilieux-sanguin, vivant avec intempérance après ses couches, eut non seulement des lochies très-abondantes, mais même pendant plusieurs mois un écoulement excessif d'un fluide aqueux par la vulve, quelquefois albumineux, mais toujours sanguinolent : elle étoit très-maigre, et avoit une fièvre qui augmentoit vers le soir; elle éprouvoit alors une douleur violente aux deux hanches avec un sentiment de fourmillement, de prurit, qui s'étendoit jusqu'aux pieds.

Lælius regardoit les flueurs-blanches comme cause de cette affection, et craignoit de les supprimer. La fièvre qui s'étoit manifestée et le marasme lui ôtoient toute espérance de guérison ; il donna néanmoins les infusions

---

(1 Lælius à Fonte, *Consilia med.* consilium 117.

toniques de mélisse, de bétoine, de chicorée avec le sirop de cette plante. Il mit en usage quelques purgatifs, auxquels succédèrent les sudorifiques, puis les astringens et les fomentations vineuses dans le vagin, au moyen d'une éponge. On pratiqua un cautère à chaque bras comme dérivatif. On appliqua les toniques calmans pour appaiser les douleurs des hanches, et on régla le régime de la malade. Malgré tous les soins pour arrêter les progrès de la maladie vers l'éthisie, tout fut inutile ; la gangrène s'empara de l'uterus, et la malade mourut (1).

Vingt-sixième observation.

L'épouse d'un homme qui se croyoit guéri d'une vérole qu'il avoit eue vingt ans avant, sentit, vers la fin du premier mois de sa grossesse, une tumeur peu douloureuse placée dans une direction oblique à la région de l'uterus. Pendant tout le temps de la gestation elle eut un écoulement sanieux très-fétide par la vulve. Les règles qui, malgré l'état de grossesse, avoient toujours coulé, s'arrêtèrent comme cela a lieu ordinairement. La tumeur prit alors de l'accroissement, il survint une fièvre intermittente ; la tumeur croissoit de jour en jour. On purgea la malade, et on appliqua sur l'abdomen des cataplasmes émolliens ; on fit des injections anodines dans le vagin ; on administra les apozèmes antivénériens, auxquels on joignit le quinquina. Au bout de dix jours on ouvrit un abcès à l'abdomen,

---

(1) Lælius à Fonte, *Consilia med.* consilium 119.

il en sortit une grande quantité de pus. On continua les mêmes apozèmes, et la malade guérit (1).

Vingt-septième observation.

Une dame mal-saine, qui n'avoit aucune maladie de la peau, mais des flueurs-blanches très-abondantes qu'elle attribuoit à des ulcères de matrice, éprouvoit des ardeurs de poitrine et étoit hystérique. Deux de ses enfans, vers l'âge de puberté, eurent des dartres et un asthme convulsif. Le mari lui-même eut aussi des dartres. Ils ne savoient aucun d'où leur venoit cette maladie. A cinquante ans, cette dame cessa d'être réglée, elle eut aussitôt la figure couverte d'une dartre phagédénique qui dura deux ans. Le régime et le changement de pays paroissent l'avoir guérie (2).

Vingt-huitième observation.

Une fille de huit ans, d'une foible constitution, avoit des flueurs-blanches depuis son bas-âge ; elle étoit accoutumée à manger beaucoup de sucreries, et à dormir longuement. Elle avoit le visage et les lèvres pâles, une forte céphalalgie, la respiration essouflée, des palpitations de cœur, une lassitude gravative, et elle avoit perdu l'appétit. Tout faisoit craindre que la malade ne tombât dans l'atrophie. Les parens, inquiets, consultèrent un médecin qui régla le régime, employa les

---

(1) Lister, *De lue venereâ*, obs. 1.
(2) Lorry, *De morbis cutaneis*, p. 311, in-4°.

purgatifs,

purgatifs, les apéritifs et les toniques : la santé de la malade se rétablit parfaitement (1).

Vingt-neuvième observation.

Outre plusieurs autres indispositions, une dame avoit des flueurs - blanches. La matière avoit une couleur bleuâtre et produisoit un sentiment de prurit et d'ardeur. Cette dame étoit d'un tempérament bilieux, elle éprouvoit à l'hypocondre gauche une chaleur insolite, et à la région des lombes une douleur fixe presque continuelle : les vaisseaux étoient saillans, la peau blafarde. Montanus lui conseilla de ne rien faire pour arrêter les flueurs - blanches. Il prescrivit les fortifians et les légers évacuans, l'usage journalier de la rhubarbe avant les repas; il fit ouvrir un cautère à chaque bras, et prescrivit des bains chauds. Au bout de quelques jours la douleur étoit intense, on fomenta l'abdomen et l'on y appliqua un liniment huileux. Cette femme avorta et courut de grands dangers (2).

Trentième observation.

Une femme de soixante ans, apoplectique, fut portée à l'hôpital le quatrième jour de sa maladie, et mourut le même jour. Chez elle on l'avoit saignée. Lorsqu'elle entra à l'hôpital elle étoit dans un état si désespéré qu'on crut inutile de lui appliquer les vésicatoires.

---

(1) Manget, *Bibliothèque pratique.*
(2) J. Bapt. Montanus, *Consilia med.* consilium 7.
Catarrhe utérin.   S

A l'ouverture du cadavre on trouva le col de la matrice et l'extrémité utérine du vagin remplis d'un fluide cendré qui indiquoit que cette femme avoit eu des flueurs-blanches très-abondantes avant sa mort. Le vagin étoit très-ample, et l'orifice utérin étoit béant, très-dilaté, et d'une couleur rougeâtre. Le fond de la matrice, peu humecté, offroit beaucoup de veines très-distendues et disposées très-irrégulièrement. Morgagni dit que la membrane interne de l'uterus ressembloit à celle des narines affectées de coryza, et il ajoute : *Cum hâc enim affectione uteri fluorem istius modi convenire* (1).

Trente-unième observation.

Morgagni fit l'ouverture du cadavre d'une femme adulte morte de pleurésie : pour ce qui regarde l'uterus, il trouva cet organe un peu incliné à gauche et en devant, les ovaires alongés, grèles, blancs, leurs ligamens durs et plus épais qu'à l'ordinaire. Les ligamens larges étoient parsemés de vaisseaux variqueux et gorgés de sang. La cavité de l'uterus et celle de son col pleines de mucosité gélatineuse incolore et très-limpide qui mouilloit le col et l'orifice de la matrice. Lorsque ce fluide fut enlevé, on trouva une très-petite excroissance arrondie, brunâtre, paroissant peu adhérente au fond de la matrice. La cavité du col étant nettoyée du fluide épais dont elle étoit remplie, on trouva à sa partie inférieure des lignes longitudinales, courtes,

---

(1) Morgagni. epist. 67 addend. *De sedibus et causis morbor.*

(275)

inégales , rouges et peu saillantes. Le vagin dans lequel
on trouvoit des rugosités , et qui étoit extrêmement
ample, renfermoit un anneau de bois qui paroissoit avoir
été placé pour remédier à une descente de matrice. Cet
instrument, d'une forme elliptique , étoit placé suivant
l'axe du vagin, et distendoit beaucoup ses parois. Il y
avoit dans ce conduit une tumeur de la forme et de la
grosseur d'une amande , dure comme un cartilage et
d'une couleur blanchâtre. Une autre tumeur, livide à son
centre dans un état voisin du skirrhe , paroissoit prête à
prendre un autre caractère plus fâcheux (1).

Trente-deuxième observation.

Une fille de seize ans , qui avoit des flueurs-blanches, mourut d'une fièvre putride. A l'ouverture du
cadavre on trouva une des petites lèvres œdémaciée et
fort prolongée ; l'orifice du vagin et l'hymen étoient
livides et très-fétides. Le vagin étoit parsemé de taches gangréneuses. Le pavillon de la trompe gauche
adhéroit à une hydatide grosse comme une graine de
raisin ; elle s'étoit formée dans le ligament large du
même côté. L'on vit aussi deux corpuscules arrondis
fixés à l'ovaire : celui du côté opposé présentoit aussi
deux corps semblables et d'une grosseur inégale. L'uterus
étoit peu volumineux, ses parois étoient minces, son
fond étoit rouge. Morgagni ayant nettoyé le fluide muqueux qui étoit à l'orifice de l'uterus et dans son col,

---

(1) Morgagni, *De sedib. et caus. morbor.* lib. III, *De morb. ventris.*

faisoit sortir, en comprimant ces parties, une matière blanche et muqueuse qui couloit du fond de l'uterus et de son col, ce qui faisoit voir que ces parties étoient le siége des flueurs-blanches (1).

Trente-troisième observation.

Morgagni fit l'ouverture d'une femme âgée dont il ne connoissoit pas la cause de la mort : il vit quelques hydatides adhérentes aux ovaires, l'uterus étoit biloculaire, chacune des loges de la matrice présentoit des excroissances assez grosses, lesquelles, ainsi que la cavité du col, étoient parsemées d'espèces de vésicules de différentes grosseurs, remplies d'un fluide muqueux jaunâtre. Le fond de l'uterus renfermoit aussi une cuillerée d'un fluide semblable : le fond de la matrice étoit d'une couleur livide (2).

Trente-quatrième observation.

Une fille de quatorze ans mourut après de grandes douleurs abdominales. A l'ouverture du cadavre, on vit les viscères parsemés de tubercules inégaux. L'épiploon étoit très-épais, et adhéroit au fond de l'uterus qui étoit très-petit et rempli d'un fluide blanc avec des nuances de jaune et de vert. Ce fluide étant évacué, laissa apercevoir le fond de la matrice parsemé de petits tubercules blanchâtres. Le col de la matrice étoit lisse, tu-

---

(1) Morgagni, *De sedibus et causis morborum.*
(2) *Ibid.*

méfié et enflammé, de même que la partie correspon-
dante du vagin et l'hymen (1).

Trente-cinquième observation.

M. Pinel fut consulté, il y a deux ans, pour une
leucorrhée très-avancée. Le col de la matrice étoit skirrheux, mais n'avoit pas encore dégénéré en cancer : la
malade avoit un écoulement très-ancien. Sur l'invita-
tion de ce médecin, elle se laissa visiter par le citoyen
Baudelocque, qui trouva la matrice d'une forme régulière, quoique son volume fût augmenté; le col plus
ferme, plus sensible, plus alongé que dans l'état naturel;
l'orifice singulièrement frangé; la lèvre postérieure ayant
plus de développement que l'antérieure : la malade éprouvoit de temps en temps quelques élancemens qui annonçoient une tendance à la dégénérescence cancéreuse (1).

Trente-sixième observation.

(Celle-ci est un exemple d'une leucorrhée avec tumeur vraiment cancéreuse.) — L'automne dernier, on
fit à la Salpêtrière l'ouverture du cadavre d'une femme
qui avoit eu un écoulement verdâtre très-fétide, et qui
mourut d'apoplexie. Voici quel étoit l'état de l'uterus :
Le vagin entièrement ulcéré et parsemé de distance en
distance d'espèces de choux-fleurs dont l'intérieur étoit

---

(1) Morgagni, *De sedibus et causis morborum.*
(2) *Cours de pathologie* du professeur Pinel.

une matière lardacée avec différens points de suppuration.
Le col de la matrice étoit entièrement ulcéré, tuberculeux,
d'une épaisseur considérable. Les parois de l'uterus étoient
épaisses de neuf lignes (1).

Trente-septième observation.

Une demoiselle de dix - huit ans , très-vertueuse ,
ayant des marques certaines de virginité, se plaignit
de prurit, de feux si vifs et si cuisans aux parties
sexuelles, qu'elle en souffroit sans relâche , au point
de ne pouvoir ni dormir, ni marcher, ni se tenir
assise. La pudeur lui avoit fait cacher son mal; elle fut
forcée de l'avouer, tant elle souffroit. Toutes les glandes
des environs de l'urètre, les sébacées, celles des nymphes,
de la vulve, étoient gonflées, enflammées, et rendoient
une humeur purulente plus abondante dans les endroits
où il y avoit des ulcères superficiels. Outre ces ulcères,
on découvroit un nombre de points ulcéreux très-sen-
sibles.

La malade guérit en peu de temps par les saignées,
les bains, les fomentations et une tisane des plus
simples (2).

Trente-huitième observation.

Une demoiselle de dix-huit ans eut pendant sa convalescence d'une fièvre putride de quarante jours, des

---

(1) Clinique interne de la Salpêtrière ; le citoyen Pinel , professeur.
(2) Raulin, *Traité des fleurs blanches*, t. I.

dérangemens d'estomac, des coliques, des mouvemens fébriles et des insomnies : ses règles ne parurent pas de trois mois ; il survint des flueurs-blanches presque continuelles. La malade fut prise presque subitement de dysurie : les vives douleurs qu'elle ressentoit dans l'abdomen l'empêchoient de se tenir assise ou debout ; la peau étoit sèche, brûlante ; il y avoit une fièvre médiocre, une tension extrêmement douloureuse à l'hypogastre, s'étendant jusque dans les cuisses ; les urines ne couloient que goutte à goutte et avec beaucoup d'ardeur. L'écoulement étoit supprimé. Les saignées, les fomentations, les boissons de petit-lait, d'eau de poulet, les émulsions produisirent peu d'effet. Les bains furent plus efficaces, les urines se rétablirent, la tension du ventre diminua, l'hypogastre étoit toujours sensible. Par la pression, on reconnoissoit que la matrice étoit gonflée et s'élevoit jusqu'au nombril. La douleur et la sensibilité se propageoient jusque dans les aines et à la partie supérieure interne des cuisses : ces accidens diminuèrent insensiblement et se dissipèrent ; les règles se rétablirent, et les flueurs-blanches coulèrent et cessèrent par suite (1).

Trente-neuvième observation.

Une fille vertueuse, hors de tout soupçon, âgée d'environ vingt-cinq ans, boiteuse depuis sa naissance, d'un tempérament maigre, vif et sec, sujette depuis

______

(1) Raulin, *Traité des fleurs blanches.*

quatre ou cinq ans à un flux jaune, quelquefois vert, continuel, assez copieux, accompagné de feux, de cuissons et d'ardeurs, faisoit bien ses fonctions malgré cela, observant seulement le régime de vie raffraîchissant et adoucissant que lui avoit prescrit Raymond. Elle se maria dans cet état, et devint enceinte ; sa perte jaune ou verte n'en continua pas moins pendant tout le temps de sa grossesse : elle accoucha très-heureusement à terme, d'un garçon très-vigoureux (1).

Quarantième observation.

Une femme d'une foible constitution, née d'une mère qui avoit eu long-temps des flueurs-blanches très-abondantes, s'étant mariée, eut plusieurs enfans qui mouroient peu de temps après leur naissance. Ayant avorté, elle consulta Riedelinus, qui, jugeant que l'avortement et les couches malheureuses provenoient des flueurs-blanches qui tourmentoient cette femme, lui conseilla de prendre des bains d'eaux minérales de Memmuinguen (2), qui avoient une grande réputation dans le cas dont il s'agit, mais leur usage ne fit qu'augmenter l'écoulement, et la malade ne guérit pas (1).

Quarante-unième observation.

Une femme de trente-trois ans, d'un tempérament

---

(1) Raymond, *Maladies qu'il est dangereux de guérir.*
(2) Elles contiennent alun, bitume, vitriol, nitre.
(3) Riedelinus, *Lineæ medicæ.*

cacochyme, avoit une leucorrhée qui alternoit avec ses menstrues. Ces dernières étoient très - irrégulières , et se supprimèrent ensuite. La leucorrhée s'arrêta. La malade conçut de l'inquiétude , et malgré cela elle cacha son indisposition ; elle eut des mouvemens fébriles, des vomissemens ; elle perdit l'appétit ; elle éprouva un sentiment de tension au dos, au cordia, à la région précordiale, des lassitudes dans les membres , des maux de tête, etc. ; quelquefois des vomissemens spontanés la soulagèrent ; on les provoqua ensuite par différens moyens. Huit jours après, il survint une fièvre pituiteuse (bouche pâteuse, urines troubles et un peu muqueuses, excitant un peu d'ardeur, légère altération, anxiétés vers le soir, sueurs nocturnes, nuits laborieuses, sentiment d'ardeur dans l'abdomen, et à la région hypogastrique, douleurs dans les membres se dissipant au retour du jour, constipation). Les urines étoient décolorées , et présentoient beaucoup de flocons que l'on regarda comme le produit de la suppression des flueurs-blanches : on administra les pilules balsamiques laxatives, la teinture d'antimoine, l'essence de racine de pimprenelle blanche. Quelques heures après , il sortit par la vulve des vents avec sifflement. Le soir, la malade éprouva des douleurs qui simuloient l'enfantement, et il y eut une nouvelle explosion aériforme. Pendant la nuit, l'hypogastre s'éleva, et il présentoit par fois des tumeurs inégales de la grosseur du poing, et la malade y éprouvoit une ardeur considérable. Vers le quatorzième jour, la leucorrhée reparut après des alternatives de chaleur et de frissons , de légères douleurs autour de

l'ombilic, mais vagues et poignantes vers la poitrine. Il
survint une petite diarrhée séro-muqueuse qui dura pendant quarante-huit heures, avec de grandes expulsions
de vents, et diminution de la douleur des lombes et des
membres. Pendant que la diarrhée avoit lieu, la malade
appliqua sur l'épigastre de la mie de pain trempée dans
du vin aromatique; il survint en même temps au som-
met de la tête des douleurs violentes qui se dissipèrent
sitôt qu'on eut ôté le topique. La leucorrhée qui avoit
paru depuis un mois étoit toujours accompagnée de la
fièvre pituiteuse. Il se manifesta de nouveau de grands
troubles dans l'abdomen, suivis d'expulsion de vents par
l'anus et par la vulve. Les lavemens ramenèrent le
calme, et il se manifesta une large tache pourpre sur
la poitrine, et une éruption sur toute l'étendue des
membres inférieurs ; elle se dissipa sur ces dernières
parties pour se porter vers les bras où elle produisit un
sentiment de prurit et d'ardeur très-incommode. Ces parties furent paralysées et s'atrophièrent. Les douleurs s'appaisèrent, mais la paralysie persista encore long-temps,
et se dissipa ensuite après des sueurs générales abondantes.
Par fois la paralysie revenoit, lorsque la malade, en s'exposant au froid, arrêtoit ses sueurs. Il parut plusieurs
éruptions aux bras, et il resta des nodosités au mé-
tacarpe, et par fois un fourmillement dans les doigts.
Après beaucoup de remèdes, les règles se rétablirent,
et les fleurs-blanches continuèrent de couler (1).

____

(1) *Annal.* Vratislaviensia; tentam. 25, ann. 1723.

Quarante-deuxième observation.

Une dame avoit, depuis dix-huit ans, une leucorrhée presque continuelle qui n'avoit ni dérangé les menstrues, ni causé la stérilité. Depuis deux ans, elle avoit des pustules jaunâtres aux grandes lèvres. Quinze jours après l'apparition de l'écoulement, elle sentit d'abord vers l'os sacrum, ensuite à la hanche, une douleur supportable; l'uterus descendit à la vulve. La malade éprouvoit un sentiment de pesanteur au pubis, de la difficulté en urinant et en allant à la selle, une douleur à la hanche augmentant pendant la nuit, sur-tout à jeûn, de fréquentes douleurs lancinantes dans la vulve, des insomnies. Il sortoit avec bruit de l'uterus un fluide aériforme et chaud (1).

Quarante-troisième observation.

Une dame de vingt-cinq ans, d'une foible constitution, ayant éprouvé de grands chagrins à dix-sept ans, par la mort de son père, tomba malade après des écarts dans le régime qui avoient donné lieu deux fois à une leucorrhée. Cette dame s'étant mariée, il lui survint une leucorrhée. Elle resta stérile pendant six ans; ses menstrues couloient abondamment, et quelquefois pendant douze jours; les flueurs-blanches qui duroient trois jours étoient moins abondantes que les menstrues, et offroient une matière, tantôt viscide, muqueuse, épaisse,

---

(1) Silvaticus, *Consilia et responsa med.* centur. 4, nº 19.

tantôt claire, ichoreuse, fétide, d'autres fois blanche,
avec des stries de sang, ou livide et féculente, ressemblant par fois à des lavures de chairs. En hiver, l'écoulement étoit plus abondant et plus incommode qu'en
été. Les parties génitales étoient toujours humectées.
Dans le commencement de cette maladie, les flueurs-
blanches, de même que les règles, causoient tant de
douleur à la région de l'uterus et au col de ce viscère,
que la malade pouvoit à peine rester debout, et qu'elle
étoit forcée de se tenir assise les genoux très-élevés. Tous
les remèdes furent inutiles (1).

Quarante-quatrième observation.

Une femme de vingt-deux ans, stérile, avoit perdu
son mari après deux ans de mariage. A l'approche
de ses règles, elle ressentit une lassitude générale de
tout le corps, avec un sentiment de tension, d'oppression et de pesanteur; ensuite une grande douleur
à l'hypogastre. Les menstrues parurent ensuite en moindre quantité que de coutume, et la douleur s'accrut.
Sur la fin de l'écoulement périodique, il en survint un
autre d'un fluide blanc muqueux; la douleur qui avoit
resté au même degré, s'accrut après ses menstrues. La
malade ayant fait des excès d'alimens indigestes, il se
joignit aux douleurs hypogastriques une très-grande
anxiété. Le flux leucorrhoïque alloit en augmentant; la
malade paroissoit accablée; ses extrémités inférieures

---

(1) Silvaticus. *Consilia et responsa med.* centur. 4, n°. 23.

avoient peine à supporter le poids de son corps. Il y
avoit perte d'appétit, la leucorrhée augmentoit par le
mauvais régime; la face étoit pâle et bouffie ; les yeux
étoient cernés par une couleur livide qui devenoit d'autant plus apparente que les flueurs-blanches devenoient
plus anciennes (1).

Quarante-cinquième observation.

Une femme de vingt-cinq ans étoit tellement affoiblie
par une phthisie, une ascite et un flux utérin très-
fatigant, qu'elle mourut le quatrième jour de son
entrée à l'hôpital. La matière qui sortoit de l'uterus
étoit épaisse, blanche, comme graveleuse, gypseuse,
très-abondante, ni âcre, ni fétide.

On trouva les poumons si désorganisés par une matière
ichoreuse, qu'ils ne présentoient plus qu'une membrane
épaisse, flasque et altérée. L'abdomen rempli de sérosité
noire, fétide, dans laquelle l'épiploon étoit comme dissout;
les intestins et l'estomac ulcérés dans quelques points,
si mous dans d'autres, qu'on les réduisoit aisément
en putrillage. L'uterus et le vagin paroissoient vraiment
gangrénés. Les ovaires gros comme le poing, étoient durs
et tuberculeux; ils renfermoient une matière blanche, dure,
vraiment crétacée, friable, faisant effervescence avec les
acides. La paroi utéro-vaginale de la vessie étoit excor-
riée et presqu'en putréfaction (2).

---

(1) Stahl, *Collegium casuale mag.* casus 68, p. 673.
(2) J. Storch, *Observationes clinicæ*, cadaver 5, p. 244.

Quarante-sixième observation.

Une femme abondamment menstruée d'ordinaire , eut une anénorrhée suivie de flueurs - blanches, avec inflammation de l'uterus à laquelle succéda une ulcération de cet organe. La matière de l'écoulement étoit ichoreuse et sanguinolente. La malade éprouvoit des douleurs atroces ; elle tomba dans une débilité extrême, et mourut (1).

A l'ouverture du cadavre, on trouva un ulcère sordide qui s'étendant dans toute la cavité du corps et du col de l'utérus, affectoit le museau de la matrice et la partie supérieure du vagin. L'ulcère pénétroit jusqu'au rectum.

Quarante-septième observation.

Une femme de quarante ans avoit des flueurs - blanches ; et ses règles couloient, tantôt en rouge, tantôt en blanc. Le flux leucorrhoïque étoit continuel, et faisoit éprouver de violentes douleurs au dos, aux hanches et à la matrice. La malade étoit constipée, et n'alloit à la selle que par le secours des lavemens. Les douleurs étoient continuelles ; la matière de l'écoulement muqueuse, viscide, épaisse et transparente.

Huit ans avant, elle avoit eu une aménorrhée qui étoit la suite de violens chagrins par l'absence de son mari. Les menstrues furent ensuite excessives.

---

(1) Nathanael Sylvius, *Disputatio med. de fluore albo*, Lugduni-Batavor.

Qoique fort maigre, cette femme paroissoit assez bien portante d'ailleurs.

Trincavelle voyoit dans cette malade deux états, d'abord l'irrégularité des menstrues qui annonçoit l'époque critique, ensuite de violentes douleurs. Malgré que l'âge de la malade eût dû faire attendre patiemment la cessation naturelle des menstrues, Trincavelle oublie, dans la Polypharmacie dont il donne le détail, de dire quelle fut l'issue de la maladie (1).

Quarante-huitième observation.

Une dame riche, après un accouchement laborieux, n'eut aucun écoulement lochial ; les parties sexuelles se tuméfièrent, et devinrent très - douloureuses. La malade n'osoit se faire visiter. Les fomentations, les clystères et potions que Tulpius ordonna, produisirent peu d'effet ; la maladie faisoit des progrès, et ne permettoit plus à la malade tant de pudeur. Il se fit par la vulve un écoulement très-abondant d'une matière si âcre, et avec un sentiment d'ardeur si grand, que ces parties s'étoient excoriées et déja gangrénées. La peau étoit noire ; la malade avoit une fièvre ardente, de fréquentes syncopes, le ventre douloureux, et une gène extrême à la région précordiale : il se forma à l'abdomen un très-grand abcès qui, ouvert par l'instrument tranchant, laissa sortir une grande quantité de sang grumelé : la malade fut soulagée, et on espéroit qu'elle guériroit ; mais elle tomba tout-à-

____

(1) Victor Trincavelle, *Consilia med.* consilium 3.

coup dans un état alarmant, et le vingt-deuxième jour elle mourut (1).

Quarante-neuvième observation.

Trois médecins voyoient une femme alitée depuis long-temps; elle éprouvoit une douleur gravative vers l'os sacrum avec un écoulement purulent et fétide par la vulve, et un sentiment interne d'ardeur; et quoiqu'il n'y eût aucun soupçon d'infection vénérienne, tous furent d'avis de traiter la malade comme si elle fût infectée (je n'en conçois pas la raison). On la purgea d'abord, et on lui fit prendre la décoction de salsepareille pendant dix jours. Son usage provoqua les sueurs; il survint alors une fièvre aiguë, soif ardente; on substitua aux sudorifiques le petit-lait et les tisanes rafraîchissantes; on saigna la malade, on la mit au régime humectant, aux bains pendant vingt jours. On employa ensuite les légers sudorifiques : l'écoulement se tarit, et l'ulcère de la matrice se consolida : *Nimia uteri humiditas,* dit Zacutus, *est absumpta, abstersum et consolidatum ulcus* (2).

Cinquantième observation.

Une femme, après avoir fait inutilement beaucoup de remèdes pour des flueurs-blanches très-anciennes, tomba dans l'éthisie et la fièvre lente : on la mit à l'usage du lait. Lorsque Zacutus la vit, elle avoit

---

(1) Nicolas Tulpius.
(2) Zacutus Lusitanus, *Praxis admiranda,* observ. 88.

le

le ventre tendu et boursouflé, la figure bouffie, par intervalle des maux de tête cruels, et les parties sexuelles très-engorgées. Zacutus fit cesser l'usage du lait ; il employa les diurétiques et les apéritifs légers, le régime et les électuaires fortifians ; pour boisson un peu de vin et une infusion de rhubarbe et d'eupatoire. A cette boisson il substitua une infusion sudorifique de bois d'ébène ; le ventre se désenfla, la quantité de l'écoulement diminua, la fièvre se dissipa, la malade reprit de l'embonpoint et guérit. Pour prévenir le retour de la maladie, un régime tonique, l'usage continuel d'une infusion de rhubarbe, et un cautère à la cuisse confirmèrent la guérison (1).

Cinquante-unième observation.

Les trois observations suivantes me sont propres.

Marie-Louise Plessis, âgée de quarante-quatre ans, dont la mère étoit valétudinaire, et avoit des flueurs-blanches habituelles, en eut elle-même dès son plus bas âge : si cette maladie fut héréditaire, la conduite de ses parens ne put la faire soupçonner vénérienne.

Elle fut menstruée à quatorze ans avec des douleurs violentes, et par suite avec beaucoup d'irrégularité. Chaque période menstruelle étoit précédée de gonflemens douloureux des seins avec des tumeurs dures plus ou moins nombreuses. A ces époques, les flueurs-blanches qui, dès le bas âge, avoient été presque continuelles, augmentèrent considérablement : cependant en général

____

(1) Zacutus Lusitanus, *Praxis admiranda*, observ. 89.
Catarrhe utérin.　　　　　　　　　　　　　　　　　T

peu incommodée , elle s'occupoit très-sédentairement à filer du coton dans une salle basse peu éclairée, et elle vivoit dans la pénurie. L'état de maladie presqu'habituel de sa mère , et un caractère que cet état rendoit insupportable, firent passer tristement à cette personne le temps de sa jeunesse.

Elle étoit à sa vingt-troisième année lorsque sa mère mourut asphyxiée par le charbon. Par cette circonstance, changement de scène; se trouvant alors en pleine liberté, elle s'abandonna à des écarts de tous genres. Pendant huit à neuf ans , elle fit un métier qu'un âge plus mûr et la flétrissure de ses charmes lui firent ensuite abandonner. Au temps de ses débauches, sa leucorrhée qui, en général, étoit moins abondante qu'avant, changea plusieurs fois de nature, et fut traitée comme vénérienne. L'écoulement étoit en petite quantité et de différentes couleurs; il faisoit éprouver un sentiment d'ardeur dans le vagin, et une gêne extrême dans la profession qu'exerçoit la malade.

A trente-deux ou trente-trois ans, vivant avec plus de retenue, mais dans une misère extrême, elle entra plusieurs fois dans les hôpitaux plus pour la nourriture que pour les médicamens. Ses flueurs-blanches étoient alors excessives, sur-tout aux époques des menstrues, qui commençoient déja à être très-irrégulières quant à la quantité, à la durée, aux retours.

A trente-cinq ans, elle se mit blanchisseuse journalière : les premiers mois de cet état lui furent très-pénibles. La leucorrhée qui couloit alors par torrens l'obligea de l'abandonner : l'indigence la força de le reprendre après un séjour de trois ou quatre mois à l'Hôtel-Dieu; elle s'y habitua insensiblement, et finit par n'en éprouver que peu d'incommodité.

La leucorrhée habituelle devint sujette à des anomalies qui rendoient la maladie plus fâcheuse : tantôt l'écoulement se supprimoit pendant plusieurs jours, alors la malade perdoit l'appétit ; elle avoit des suffocations, des vertiges, une douleur gravative sous l'hypocondre gauche qu'elle sentoit s'élever; elle eut plusieurs fois des palpitations à la région précordiale, d'autrefois un battement fort irrégulier au-dessus du pubis, et toujours un sentiment de chaleur dans le vagin : ces symptômes ne se dissipoient qu'au retour de l'écoulement.

De quarante-un à quarante-trois ans, temps critique très-orageux passé presqu'en entier dans les hôpitaux à différentes reprises. Depuis, débilité extrême, tristesse et dégoût de la vie, douleurs vagues, insomnie, état mélancolique bien prononcé, tumeurs douloureuses aux seins, m'ayant paru prendre variablement un volume plus ou moins grand en raison inverse de la quantité de ses flueurs-blanches. Ces dernières ont été excessives pendant les jours brumeux de l'automne de l'an 8.

La malade a la figure très-pâle et bouffie, les yeux ternes, et la vue très-foible; les parties ordinairement frappées de la contagion vénérienne ne présentent aucune trace de cette maladie; la bouche, armée de quelques dents, n'offre ni cicatrices, ni carie; la respiration est essoufflée au moindre mouvement; les seins flétris laissent sentir sous les doigts des tumeurs mobiles, inégales, indolentes. L'abdomen ne diffère de l'état naturel que par un peu de gonflement ; la malade est habituellement constipée. Les organes sexuels extérieurs sont mous et flétris, d'une couleur rouge et comme excoriés jusqu'à la partie supérieure des cuisses. Le vagin n'offre ni ulcération ni cicatrice reconnoissables au toucher, mais plusieurs boursouflemens. Le col de la matrice est mou, pâteux et volumineux ; son orifice béant se présente à deux pouces de profondeur seulement ; la matrice volumineuse, mobile, est un peu inclinée à droite ; les membres sont grêles, sur-tout les abdominaux ; il y a de l'empâtement à la jambe et au pied droit, et une lenteur extrême des mouvemens et des facultés intellectuelles : tel est l'état désespérant où se trouve la malade.

Cinquante-deuxième observation.

Euphrasie Troussel, âgée de quarante ans, passa sa jeunesse dans les chagrins et la misère : elle fut menstruée à quatorze ans. A dix-sept ou dix-huit ans, elle eut des flueurs-blanches peu incommodes. A vingt-quatre ans elle se maria et eut plusieurs enfans ; au quatrième mois de sa troisième grossesse, elle fit une chûte sur la hanche droite ; on la saigna. Elle éprouva une douleur pulsative très-marquée vers l'aine gauche, et il s'y forma un abcès qui s'ouvrit spontanément six semaines après, et donna issue à une grande quantité de sang caillé. Elle accoucha à terme ; l'accouchement fut laborieux : les flueurs-blanches qui jusque-là avoient été peu incommodes, devinrent excessives. Elle étoit blanchisseuse de bas de soie, et menoit une vie très-sédentaire. Elle se mit ensuite màrchande d'herbes à la Halle, métier très-pénible et trop peu lucratif pour la sortir de la misère.

Elle sevroit un de ses enfans au commencement de la révolution, lorsque la curiosité, peut-être même l'enthousiasme révolutionnaire (elle habitoit le faubourg Saint-Antoine), la portèrent au milieu de la foule qui assiégeoit la Bastille. La frayeur du carnage supprima son lait et ses flueurs-blanches. Presqu'à l'instant même elle ressentit des frissons vagues et des douleurs dans les membres, et ses seins s'affaissèrent : environ un mois après, ses règles parurent, et ses flueurs qui avoient cessé en même temps que son lait, recommencèrent à couler, mais peu abondamment. Leur apparition rétablit un peu la santé de la malade. A vingt-huit ans, elle fut traitée de la vérole. Elle accoucha d'un cinquième enfant à l'âge de trente-deux ans ; huit jours après, il lui survint subitement et sans effort une chûte de matrice et du rectum ; à la suite de ses couches, elle eut une éruption qu'elle appeloit *un lait répandu*. Elle est mère de six enfans. Au mois de brumaire, elle avoit un écoulement verdâtre très-abondant, avec un ulcère situé à la partie inférieure du vagin près de la fourchette, et quelques tubercules ulcérés qui paroissent provenir d'une déchirure au périné. On la traitoit alors de la vérole, aux Capucins.

Cinquante-troisième observation.

Une femme de dix-neuf ans, dont le père et la mère étoient bien constitués, eut, dès son bas âge, des flueurs-blanches peu incommodes. La disette des années 3 et 4 ne diminua rien de son embonpoint, de sa vivacité, et ne flétrit pas ses couleurs, quoiqu'elle n'en fût pas plus à l'abri que d'autres.

L'écoulement leucorrhoïque s'accrut prodigieusement six mois avant la menstruation qui parut à treize ans, avec de vives douleurs aux lombes, aux cuisses, aux hypocondres et aux seins. Les menstrues, quoique très-copieuses à la première éruption, furent encore sollicitées par de larges boissons de thé, de vin sucré, de café et d'eau-de-vie. Une aménorrhée de sept mois suivit cette première apparition. Les flueurs-blanches augmentoient tous les mois aux époques qui correspondoient au retour des règles ; et cette augmentation étoit accompagnée de douleurs très-vives aux lombes et dans l'abdomen, de tiraillemens d'estomac, de constriction spasmodique du vagin, et quelquefois d'un prurit et de cuissons très-incommodes, de gonflemens douloureux des seins, et d'une telle sensibilité des mammelons, que le contact des vêtemens étoit insupportable. La malade maigrit, se décolora, devint triste, ses jambes se refusoient aux promenades qu'on lui recommandoit pour l'égayer. L'usage d'une infusion de marube pendant plusieurs mois, une meilleure nourriture que permettoient d'autres circonstances, et de l'exercice, ramenèrent les forces et la gaieté. Les règles reparurent, mais en petite quantité. Chaque période étoit annoncée par un flux excessif de flueurs-blanches avec une altération remarquable dans les traits du visage, une débilité extrême, de fréquentes syncopes qui se prolongeoient pendant demi-heure, et des coliques atroces auxquelles les parens ne savoient opposer que de l'eau-de-vie, malgré que son usage eût été au moins inefficace. Par suite les flueurs-blanches furent moins abondantes. Les menstrues, toujours irrégulières, devinrent très-copieuses, et couloient pendant sept à huit jours. Elle a toujours été constipée.

A quinze ans, cette femme eut une aménorrhée de trois mois, pendant lesquels les flueurs - blanches suppléoient aux menstrues, par leur augmentation aux époques des retours périodiques. La malade retomba dans l'état où elle avoit déja été.

S'étant mariée à seize ans, l'état de débilité disparut insensiblement avec les flueurs-blanches qui ne revenoient que par fois ; elle ressentoit souvent aux seins un froid glacial, même en été, des douleurs vagues dans l'abdomen, et un sentiment d'ardeur dans le vagin.

A dix-sept ans, elle devint grosse ; les flueurs-blanches cessoient quelquefois de couler, et la jeune femme ressentoit alors des oppressions de poitrine, un sentiment de chaleur et de lacération sans changement de couleur à la peau, ni augmentation de douleur par la pression entre les seins, et sous les hypocondres. Ces accidens se manifestèrent sur-tout vers le cinquième mois de sa grossesse (il faisoit une chaleur excessive), et n'abandonnoient la poitrine que pour faire ressentir dans la matrice et le vagin des coliques atroces, des spasmes, qui plusieurs fois firent craindre l'avortement. Cet état dont j'ai été témoin, ne diminuoit que lorsqu'une sueur spontanée ou sollicitée par des boissons chaudes et su-

dorifiques , des potions calmantes et des frictions sèches
par tout le corps , commençoient à humecter la peau.
Un écoulement muqueux, grisâtre comme à l'ordinaire ,
par la vulve succédoit, dissipoit cette scène orageuse et
amenoit un calme inexprimable.

Tous les printemps , cette jeune femme avoit des dartres farineuses volantes. Dès le commencement de sa
grossesse, elle s'est apperçue d'une tumeur située sous
l'urètre, de laquelle couloit un fluide blanc, sortant par
fois assez abondamment des sillons qui la traversent ,
pour faire croire que c'étoit-là le siége principal de la
leucorrhée dans cette circonstance. Cette tumeur que
j'avois prise d'abord pour un polype du genre des vési-
culeux, n'est qu'un boursouflement du vagin , qui a disparu quelque temps après les couches.

Les lochies de cette femme ont été peu abondantes en
blanc, presque nullés après ses couches. Elle nourrit son
enfant , et mene une vie active. Les flueurs-blanches
ont presqu'entièrement cessé de couler depuis que cette
femme est accouchée ; elles ne reviennent que par intervalles et en petite quantité, elles sont peu incommodes.
On n'a jamais fait aucun remède pour les guérir.

TABLE ALPHABÉTIQUE

DES AUTEURS

CITÉS DANS CET OUVRAGE.

Nota. Les numéros qui suivent les noms des auteurs, indiquent les pages où ils sont cités.

A

B

C

Q

R

Catarrhe utérin.

V

Observations.	Pages.	Observations.	Pages.
45	116	72	146
46	118	73	157
47	118	74	157
48	122	75	158
49	123	76	166
50	123	77	166
51	124	78	167
52	131	79	167
53	131	80	170
54	131	81	173
55	133	82	184
56	134	83	206
57	136	84	208
58	136	85	223
59	137	86	224
60	138	87	227
61	138	88	227
62	139	89	227
63	140	90	228
64	141	91	228
65	142	92	236
66	142	93	236
67	143	94	237
68	144	95	238
69	144	96	239
70	145	97	239
71	145	98	241

OBSERVATIONS.	PAGES.	OBSERVATIONS.	PAGES.
99	244	102	247
100	246	103	247
101	246	104	248

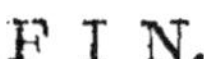

FIN.